einfach fit

Ingrid Sitte-Nadler

Parfüms und Düfte selber machen

midena

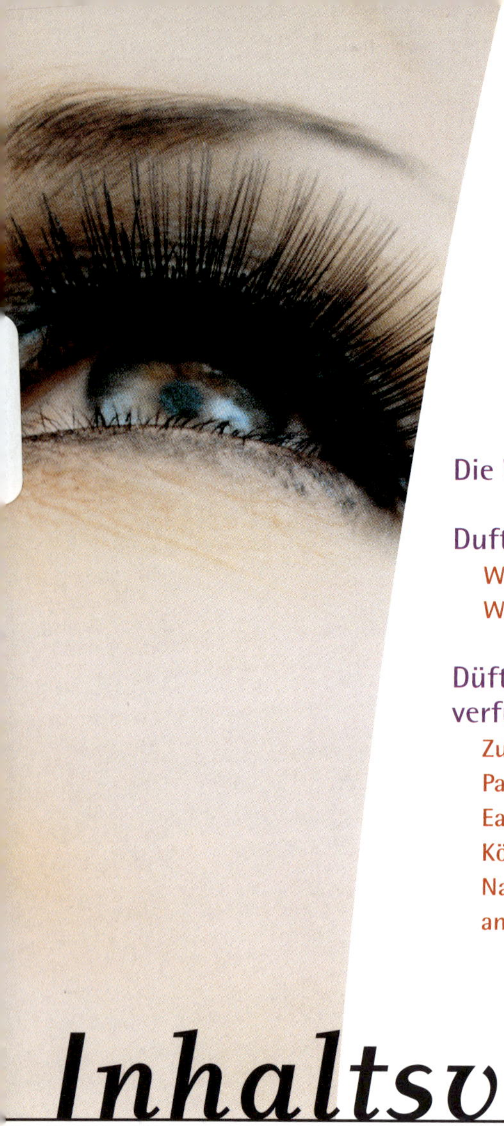

Inhaltsverzeichnis

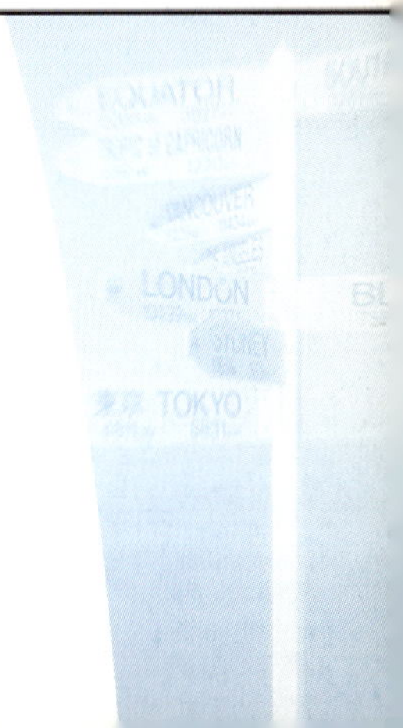
LONDON
TOKYO

Die Welt des Parfüms

Wofür auch immer Sie ein Parfüm einsetzen: Der Duft sollte Ihre Ausstrahlung unterstreichen und Ihre Persönlichkeit betonen.

Duft ist nicht – wie Kleidung – dem ständigen Wechsel der Mode, dem Dernier Cri unterworfen. Er richtet sich nach kleineren Einheiten, nämlich den jedem Individuum eigenen persönlichen Eigenschaften. Ein gut gewähltes Parfüm greift Ihre Ausstrahlung auf, unterstreicht Ihre Persönlichkeit und umhüllt Ihren ganzen Körper wie eine unsichtbare Aura. Darüber hinaus repräsentiert Ihr individueller Duft den Charakter, er sollte Ihre Erscheinung dezent unterstreichen. Jeder Mensch lebt mit seinem Duft. Parfüms und Deos werden daher verwendet, um den Eigengeruch zu intensivieren, die Ausstrahlung zu verstärken oder auch unangenehme Ausdünstungen zu überdecken.

Warum aber sollten wir uns die Mühe machen, in unserer modernen Zeit eigene Parfüms herzustellen, da doch jeder erdenkliche Duft gebrauchsfertig an jeder Ecke angeboten wird? Aus dem naheliegenden Grund, dass alle selbst komponierten Parfüms und Duftkosmetika dieses Buches aus natürlichen, pflanzlichen Essenzen bestehen. Sie enthalten keinerlei Stoffe, die dem Organismus schaden, zur Gewöhnung führen oder – wie es beispielsweise bei manchen industriell gefertigten Hautcremes der Fall ist – sogar schwere Abhängigkeiten verursachen.

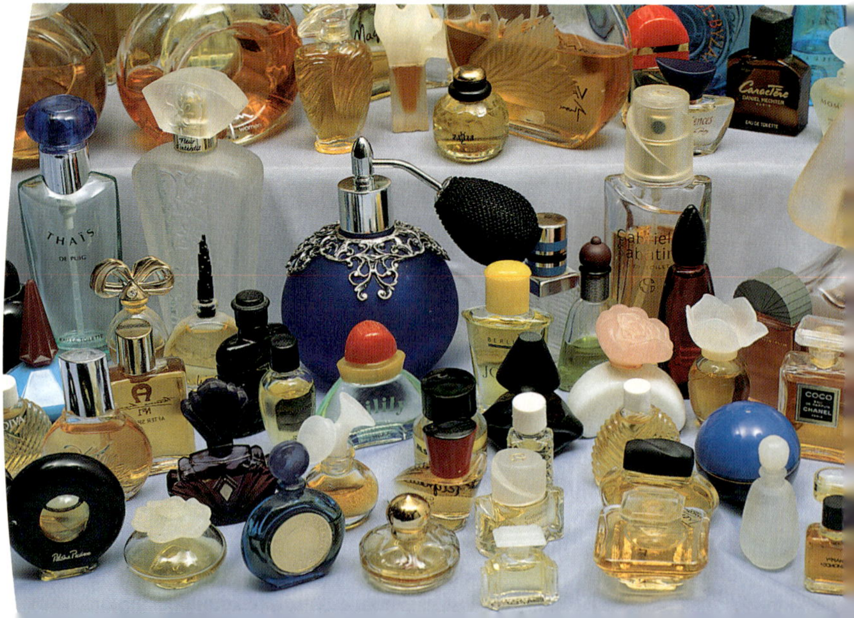

Natürliche Parfüms können Stimmungsänderungen auslösen und sogar körperliche Selbstheilungsprozesse anregen.

Schön und gesund durch Naturkosmetik

Natürliche Duftsubstanzen leben und bestehen aus einer einzigartigen harmonischen Palette von Inhaltsstoffen, die die Natur im Laufe von Jahrmillionen aus einer Vielzahl von Molekülen zusammengestellt hat. Sie besitzen sowohl eine pflegende wie auch eine heilende Wirkung auf unseren Körper. In einigen ätherischen Ölen fanden Chemiker bereits über 300 verschiedene Substanzen. Kein Labor der Welt kann diese reichhaltige Fülle natürlicher Essenzen imitieren. Alle naturidentischen Duftstoffe sind nur vage Nachahmungen, die möglicherweise ungeschulte Nasen täuschen können. Das Gehirn und der Organismus erkennen die Unterschiede sehr wohl.

Markenparfüms enthalten preiswerte, synthetische Duftstoffe, die durch chemische Prozesse aus Paraffin gewonnen werden. Aus Gründen der Haltbarkeit sind in kommerziellen Kosmetika Stabilisatoren, Konservierungsmittel und Emulgatoren eingearbeitet – und fast alle schaden unserer Haut!

Unsere feinen Riechnerven leiten jedes einzelne Duftmolekül direkt und völlig ungefiltert in den zentralen und entwicklungsgeschichtlich ältesten Teil unseres Gehirns: in das limbische System mit seinen Kontrollzentren, dem Hypothalamus und der Hypophyse. Auch wenn es unserem Bewusstsein meist nicht offenkundig ist – der Duft entscheidet über Sympathie und Antipathie, löst heftige Emotionen aus und ist dafür verantwortlich, ob wir Räume, Menschen, Lebensmittel oder sogar ganze Volksgruppen lieben oder überhaupt nicht »riechen können«.

Bereits im Jahr 1890 begann der französische Chemiker René-Maurice Gattefossé damit, systematisch die medizinischen Möglichkeiten ätherischer Düfte zu erforschen. Am Ende seiner langen Forschungsarbeit begründete er die Duftmedikation und nannte sie in der Öffentlichkeit 1937 erstmals »Aromatherapie«.

Fast alle Heilpraktiker verwenden heute die ausgezeichnete Heilkraft ätherischer Öle, die teilweise sogar innerlich verabreicht werden, wobei man wenige Tropfen in Honig oder warmen Tee löst. Auch viele altbewährte Küchengewürze finden mehr und mehr als ätherische Öle Einzug in die Krankheitsprophylaxe. Ein Parfümeur hat somit eine Menge mehr zu beachten als lediglich einen interessanten Duft zu komponieren.

Zugegeben, die Chemie kann enorm preiswert synthetische Duftstoffe erzeugen, die sogar deutlich intensiver, fruchtiger oder exotischer duften als natürliche Substanzen. Aber vielen begabten Parfümeuren ist es gelungen, aus Kombinationen von Naturstoffen ähnlich spektakuläre Kompositionen zu kreieren.

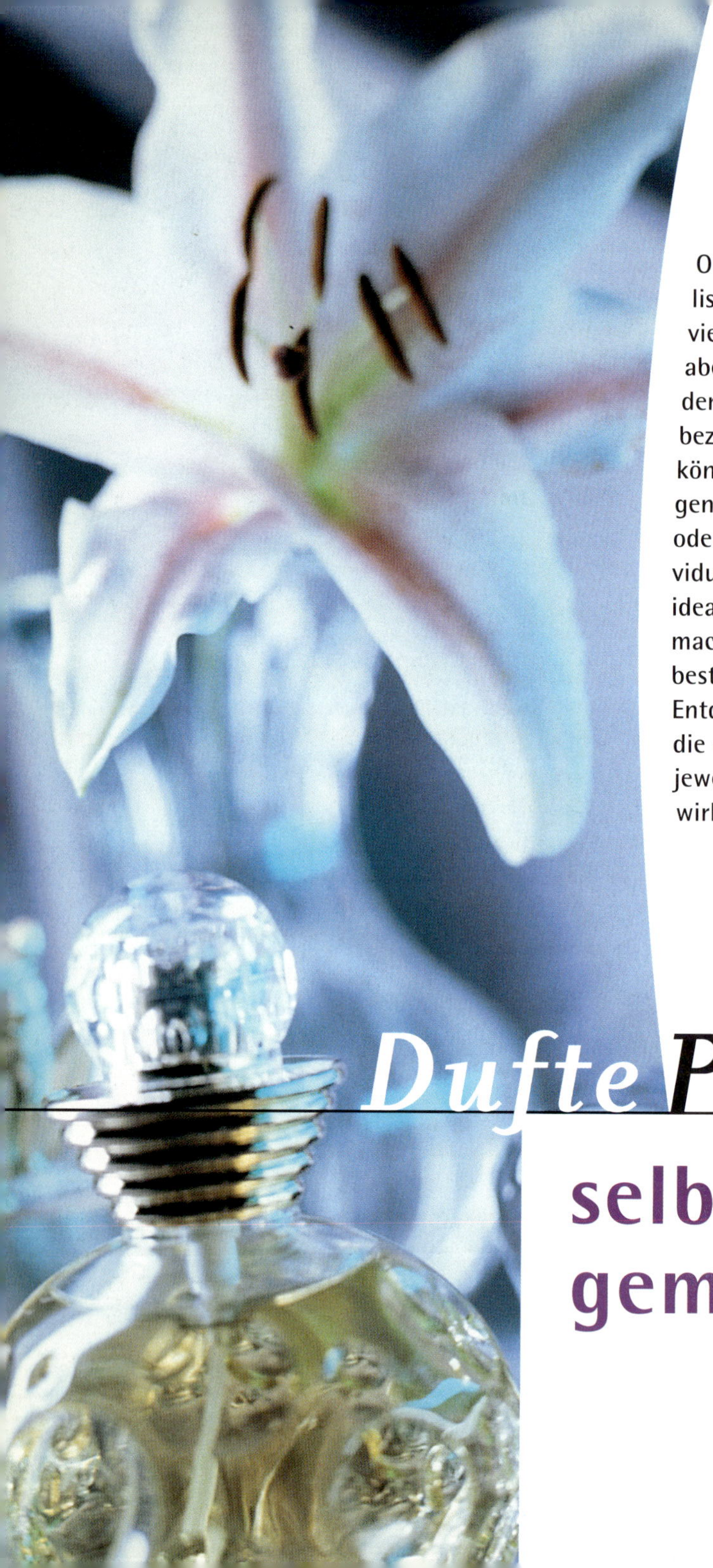

Ob blumig, herb oder orientalisch – die Duftnuancen sind so vielfältig wie die Geschmäcker, aber gerade darin liegt der Reiz der Parfümherstellung. Um einen bezaubernden Duft zu kreieren, können Sie sich auf einen einzigen Aromastoff beschränken oder aus mehreren Zutaten individuell für jeden Typ das für ihn ideale Parfüm mischen. Dabei machen Sie beim Experimentieren bestimmt auch die spannende Entdeckung, wie unterschiedlich die einzelnen Duftstoffe in ihrer jeweiligen Zusammenstellung wirken.

Dufte Parfüms selbst gemacht

Wie wirkt Parfüm?

So manche Frau hat eine einzelne Pflanzennote zu ihrem ganz persönlichen Duftfavoriten erkoren. Gute Beispiele für traumhaft schöne »Singular Notes« sind Blüten – wie etwa Rose, Magnolie oder das liebliche Aroma zarter Orangenblüten; aber auch unter Hölzern, Wurzeln und Gräsern gibt es so manchen exquisiten Einzelduft wie zum Beispiel das geheimnisvoll balsamige Öl der Vetiverwurzel oder die blumig-frische Süße der mexikanischen Linaloe, die auch ohne »Begleitung« den Zauber eines raffinierten Parfüms besitzen. Nach diesem natürlichen Vorbild wird im Prinzip auch ein aus mehreren Essenzen bestehendes Parfüm komponiert. Ein harmonischer Duft besteht wie ein musikalischer Dreiklang aus einem Akkord: »Kopfnote«, »Herznote« und »Basisnote«.

Wie sich jeder Klang vom Anschlag bis zum Verklingen wandelt, so ändert sich auch ein Duft – und damit das ganze Parfüm. Vom Moment des Auftragens variiert die Wahrnehmung bis zum letzten, noch nach Stunden wahrnehmbaren Hauch.

Der klingende Duftakkord

Während der Basisnote (»Fond«) die Aufgabe zufällt, möglichst lange anzuhalten, nachzuklingen und dem Duft eine breite Basis zu verleihen, sind Kopfnoten die schnell flüchtigen Bestandteile des Parfüms. Die Kopfnote (»Spitze«) entspricht dem Geist des Duftes. Sie soll das kommende Ereignis wie ein Trommelwirbel mit Fanfarengeschmetter ankündigen. Diese Moleküle erreichen das Riechzentrum im Gehirn zuerst. In der Herznote (»Bouquet«), der Seele des Parfums, ist der eigentliche Zauber enthalten. Hier entfaltet sich die Duftkomposition, ähnlich wie in der Durchführung, dem Höhepunkt eines klassischen Konzerts.

Basisnoten bestehen aus Angelika, Basilikum, Bay, Benzoe Siam, Cistrose, Dill, Eichenmoos, Muskatnuss, Rosenholz, Moschuskörnern, Sandelholz, Styrax, Tolu, Tonka, Weihrauch, Zeder, Zypresse und vielem mehr.

Die **Herznote** bilden oft Blumendüfte wie Akazienblüten, Geranie, Ginster, Iris, Jasmin, Lavendel, Melisse, Mimose, Muskatellersalbei, Narzisse, Neroli, Kamille, Rose, Tuberose, Ylang Ylang.

Kopfnotendüfte sind unter anderem Bergamotte, Clementine, Eisenkraut, Lemongrass, Limette, Mandarine, Minze, Orange, Grapefruit und Zitrone.

Ein Parfümeur zeigt sein Können, indem er zwischen Duftnoten geschickt Brücken baut. Er harmonisiert Schwingungen, vermittelt zwischen Körper (Basisnote), Seele und Geist des Duftes und findet sanfte Übergänge.

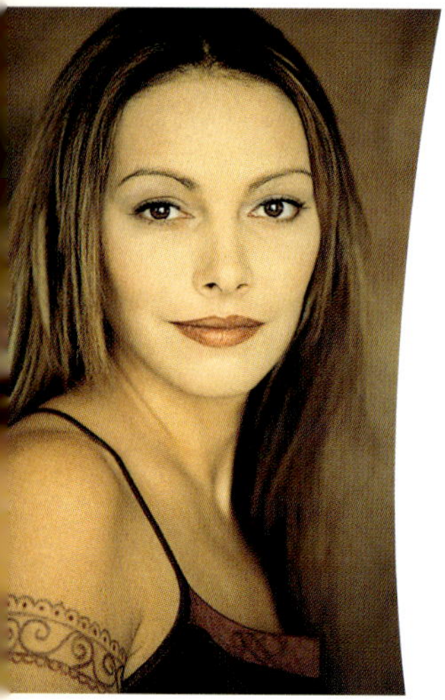

Der Orient gilt als die Wiege der Parfümherstellung und hat eine ganze Reihe verführerischer Duftöle hervorgebracht.

Die drei Duftfamilien

Seit Jahrhunderten bevorzugt die Mehrzahl der Damen blumige Düfte in den unterschiedlichsten Variationen. Typische Bestandteile dieser Duftfamilie sind Jasmin- und Rosenakkorde. Das Spektrum der blumigen Duftkombinationen reicht von blumig-grün, fruchtig-blumig, intensiv blumigem »fleurissimo«, süß-blumig bis zu den synthetisch duftenden aldehydigen Sorten.

Als nächstes eroberten in den siebziger Jahren des letzten Jahrhunderts herb-animalische Chypredüfte mit einem Anklang an den Geruch von mediterranen Kräutern den Markt. Rosige Elemente und Patchouliakkorde bestimmen hier den Fond.

Die dritte große Duftfamilie stellen die orientalischen Düfte dar. Sie vermitteln den Duft ferner Länder, mit süßem Balsam und Harzen aus dem Fernen Osten und kostbaren Gerüchen indischer Gewürze.

Eau de Toilette, Eau de Parfum und Parfum concentrée

In allen Parfüms sind üblicherweise etwa 10 bis 20 Prozent Duftstoffe gelöst. 5 bis 10 Prozent ätherische Öle befinden sich im Eau de Toilette (Toilettenwasser), der leichteren Version eines Dufts, der meist tagsüber und durchaus etwas großzügiger benutzt wird. Ein Eau de Parfum ist eine Art Zwischenlösung, falls ein Eau de Toilette zu leicht erscheint, Sie aber dennoch vor der Schwere eines Parfum concentrée – eines konzentrierten Parfüms – zurückschrecken. Eau de Parfums enthalten etwa 12,5 Prozent, Parfums concentrées dagegen mindestens 20 Prozent Riechstoffe. Letzteres wird hauptsächlich am Abend getragen und ist für besondere Gelegenheiten gedacht. Verwenden Sie reine Parfüms stets sparsam – einige Tropfen genügen vollauf!

Expertentipp

So tragen Sie Ihr Parfüm

Geben sie je einen Tropfen Ihres Parfum concentrée dorthin, wo Sie Ihren Puls spüren können. Leichtere Versionen von Cologne- und Eau-de-Parfum haften auch besonders gut im Haar. Sprühen Sie dorthin immer ein wenig von dem kostbaren Nass. So bleibt ein leichter Duft noch für Stunden erhalten.

Was brauche ich zur Parfümherstellung?

Die Liste der wichtigsten Zutaten zur Herstellung von Kosmetika und Parfüms ist nicht allzu groß. Vieles findet sich bereits im Haushalt, alles andere können Sie nach und nach besorgen. Gehen Sie am besten immer nach Bedarf vor. Dies gilt besonders für ätherische Öle.

Einkaufsliste: Was brauche ich für Parfüms?

- 96,5-prozentiger unvergällter (möglichst biologischer) Weingeist, destilliertes oder gereinigtes Wasser
- Kieselgur oder Magnesia Carbonica zum Filtern
- Odex, preiswerter Isopropyl-Alkohol zum Säubern von Geräten
- Braune, blaue bzw. dunkelviolette Flaschen, die 10, 30 oder 50 Milliliter fassen, mit geeichten Messpipetten zur exakten Dosierung und Verdünnung von ätherischen Ölen
- Aufkleber zur Beschriftung
- Duftstreifen zum Testen
- Parfümtrichter aus Glas
- Filterpapier für den Glastrichter
- Messzylinder aus Glas mit Fuß mit 10 und 50 ml bzw. 100 ml Fassungsvermögen
- Einige Bechergläser
- Rührstäbchen aus Glas
- Glasspatel für zähflüssige Öle bzw. Harze
- Parfümzerstäuber oder Flacons aus Glas (gibt es in verschiedenen Größen und dekorativen Formen)
- Musterröhrchen mit 2 ml Fassungsvermögen
- Aftershaveflasche
- Karaffe für Öle

Verwenden Sie für jeden Duft unbedingt eine separate Flasche und eine eigene Pipette zum Entnehmen der ätherischen Öle!

Expertentipp für Allergiegefährdete

Dufthygiene

Die Reinheit und die Herkunft der Rohstoffe sind mitentscheidend für die Hautverträglichkeit der Essenz. Um diese zu testen, können Sie eine kleine Probe mit einem Pflaster auf besonders zarte Hautstellen (z. B. Armbeuge) kleben. Nach etwa einem Tag müssten sich Rötungen oder Bläschen zeigen.

Einkaufsliste: Was brauche ich für Aromabalms und Bodylotions?

- 2 feuerfeste Bechergläser mit je 100 ml Fassungsvermögen
- Glas mit dichtem Schraubverschluss (z. B. alte, keimfreie Marmeladengläser)
- Batterierührer (optional)
- Döschen für Aromabalms
- Parfüm-Bodylotion-Flasche
- Abfülltrichter
- Thermometer bis 150 °C

Einkaufsliste: Was brauche ich zur Raumbeduftung?

Alternative: Zum Beduften können auch elektrische Duftlampen, Diffuseure sowie Zerstäuber mit Ersatzvlies und elektrische Thermoduftsteine verwendet werden.

Aromatherapie

- Aromalampe mit Schale zur Raumbeduftung
- Destilliertes Wasser
- AromEx-Duftlampenreiniger (Zwei-Phasen-Spezialreiniger für Duftlampen)
- Teekerzen

Sachets aus Seide

- Sachets (Duftkissen) aus Stoff, etwa aus Seide, zum Beduften von Kleiderschränken

Duftsteine

- Duftsteine aus Keramik (z. B. in Delfin-, Muschel-, Seesternform) mit Unterteller
- Alternativ: Duftring für Glühlampen

Räucherungen

- Räucherkohle, erhältlich in Zehnerrollen mit drei oder vier Zentimeter Durchmesser
- Räucher- oder Vogelsand
- Räucherschale

Öle und Duftessenzen

Für aromatherapeutische Anwendungen und Massageöle sollten Sie die unverdünnte Version eines Absolues bevorzugen. Zur Entnahme zähflüssiger Blütenöle eignet sich ein Glasrührstäbchen.

Öle und Duftessenzen werden stets kühl (6 °C) und möglichst dunkel aufbewahrt. Citrusöle sind nur sechs bis zwölf Monate haltbar, alle anderen Essenzen können wesentlich länger als ein Jahr aufbewahrt werden.

Extrahierte Blütenöle, die so genannten »Absolues« (abs.), sind besonders intensive und konzentrierte Düfte. In ihrer Light-Version – das heißt, die Blütenessenz wurde mit Weingeist und destilliertem Wasser verdünnt – sind Absolues wesentlich praktischer, da die Tropfgeschwindigkeit leichter berechenbar ist. Absolues sind oft zäh und dickflüssig. Im kalten Zustand sind manche sogar hart wie Butter. Für die Parfümrezepte gilt, dass Sie beide Versionen einsetzen können, bei den leichter zu handhabenden Verdünnungen jedoch entsprechend mehr zugeben sollten.

Für die beste Qualität der Essenzen

Auf die Qualität der Essenzen sollten Sie ganz besonders achten. Diese ist im Wesentlichen vom jeweiligen Herstellungsverfahren abhängig. Die Destillation der frischen Pflanze mit CO_2 ist weitaus schonender als die Wasserdestillation. Je schneller destilliert wird, desto höher ist die Esterausbeute. Wasserkontakt führt allerdings zur Zerstörung der Ester. Deshalb wird neuerdings der wasserfreien CO_2-Destillation der Vorzug gegeben, die zudem besonders konzentrierte und schadstoffarme Essenzen liefert. Leider sind erst wenige ätherische Öle in CO_2-Qualität erhältlich.

Achtung Allergierisiko! Besondere Vorsicht ist bei thujonhaltigen Düften wie Salbei, Rosmarin, Zimt und Ysop sowie bei allen Absolues (Blütenöle) geboten.

Wichtige Tipps, bevor es losgeht

- Lesen Sie ein Rezept immer vollständig, bevor Sie mit der Herstellung des Parfüms beginnen.
- Überprüfen Sie, ob alle Zutaten und Geräte verfügbar sind.
- Planen Sie ausreichend Zeit für die Herstellung ein.
- Arbeiten Sie stets mit sauberen Geräten und Zutaten.
- Verzagen Sie nicht, wenn ein Rezept nicht gleich beim ersten Mal gelingt.
- Rührgefäße sollten aus Polypropylen oder Polyäthylen sein. Alte Joghurtbecher sind nicht geeignet, da sie bei Erwärmung Stoffe an den Inhalt abgeben.
- Verwenden Sie möglichst Haushaltsgeräte, die Sie ohnehin im Haus haben. Messlöffel aus Kunststoff zum Abmessen der Zutaten oder zum Rühren sind ideal.
- Einmalspritzen aus der Apotheke ohne Nadeln (Größe: 5 und 10 ml) eignen sich zum Abmessen kleiner Mengen Flüssigkeit.
- Verwenden Sie gläserne Messbecher (100 und 200 ml) zum Abmessen größerer Mengen.
- Was Sie sonst noch benötigen: Schneebesen, Spachtel, Holzlöffel, Küchenwaage zum Abwiegen schwerer Zutaten, Briefwaage, alte gesäuberte Cremetöpfe, Gläser und Flaschen zur Aufbewahrung der fertigen Produkte.
- Arbeiten Sie sorgfältig, putzen Sie jedes verschüttete Tröpfchen sofort weg und tragen Sie bei Neigung zu Allergien dünne Latex-Handschuhe.
- Bedenken Sie vor der Herstellung: Parfüms benötigen mindestens drei Wochen zum Reifen.

Vorsicht! Die bei der Parfümherstellung verwendeten Stoffe sind leicht entflammbar und brennbar. Ihr Brennpunkt liegt zwischen 15 und 100 °C. Rauchen oder offenes Licht sollte während des Parfümmixens tabu sein! Ätherische Öle und alle anderen Rohstoffe gehören nicht in Kinderhände. Bitte unbedingt kindersicher aufbewahren!

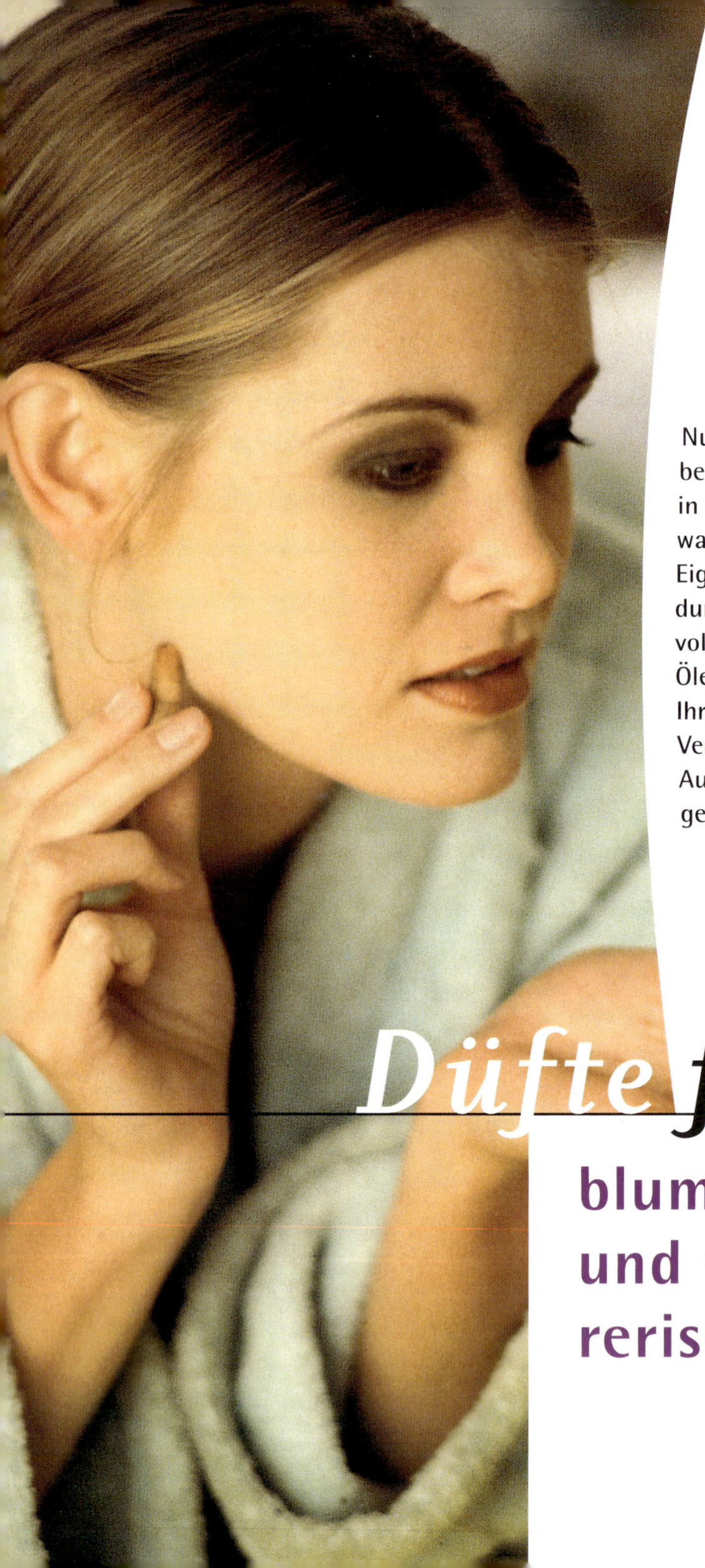

Nur ein zarter Hauch Ihres bezaubernden Parfüms liegt in der Luft. Lediglich die kaum wahrnehmbare Note Ihres Eigengeruchs wird intensiviert durch die Schwingung eines vollendeten Bouquets ätherischer Öle und verführerischer Essenzen. Ihr Parfüm gleicht einem sanften Versprechen, eröffnet einen Ausblick, einen erotischen Vorgeschmack auf mehr.

Düfte für Sie –

blumige Essenzen und verführerische Noten

Zubereitung eines Parfüms auf Alkoholbasis

1. Duftfixierung

Zuerst verlängern wir mit einem kleinen Trick die Haftbarkeit des Dufts auf der Haut der späteren Trägerin. Alkohol unterstützt jede Kopfnote in ihrer Entfaltung und gibt einem Parfüm Spritzigkeit, aber er »reißt« in seiner extremen Flüchtigkeit viel vom Duftspektrum mit. Für den längeren Erhalt der Gesamtkomposition ist es wichtig, den gemixten Duft durch Zugabe einer Fixierung an die Haut des Trägers zu binden. Dafür eignet sich Wasser hervorragend! Mischen Sie als ersten Schritt den optimalerweise biologischen unvergällten Trinkbranntwein (meist 96,5% Vol.) unter Rühren mit etwa 20% destilliertem oder gereinigtem Wasser:

- 10 ml Weingeist mit 2 ml Wasser vermischen
- 30 ml Weingeist mit 6 ml Wasser vermischen

Die Zugabe von destilliertem Wasser sorgt dafür, dass sich die Duftkomposition optimal an Ihre Haut binden kann.

2. Komposition des Dufts

Tropfen Sie die in den folgenden Rezepten aufgeführten ätherischen Öle vorsichtig auf einen nichtmetallischen Messlöffel und vermischen Sie die Essenzen erst dann mit dem Alkohol. Denn wenn Sie die Duftöle direkt in den Weingeist geben, besteht die Gefahr, dass Sie Ihr Parfüm verderben, falls einmal ein paar Tropfen zuviel aus der Flasche kommen oder Sie sich verzählen sollten.

3. Filtern

Sind Sie mit Ihrer Duftmischung zufrieden, stellen Sie den Flakon nun für 24 Stunden in das Gefrierfach Ihres Kühlschranks. Dadurch

Gut zu wissen

Je wärmer – desto flüssiger

Bedenken Sie bitte unbedingt, dass ätherische Öle bei verschiedenen Temperaturen unterschiedlich viskos (zähflüssig) sind und daher mit unterschiedlicher Geschwindigkeit – je wärmer, desto schneller – aus der Flasche tropfen.

lassen sich Trübungen wie Harzrückstände sowie Fett- oder Wachspartikel aus den Absolues ausfrieren. Diese werden durch einen kleinen, mit Filterpapier ausgelegten Glastrichter ausgefiltert. Geben Sie etwa einen halben Teelöffel Kieselgur oder Magnesia zu und filtern Sie die eisgekühlte Parfümmischung schnell und möglichst kalt ab. Lassen Sie den Duft sich langsam erwärmen. Er sollte jetzt frei von jeglichen Trübungen und klar sein.

Vergessen Sie nicht, die Duftmischung gründlich zu schütteln, bevor Sie eine Probe Ihres Parfüms auf die Haut träufeln!

4. Reifezeit

Füllen Sie die Komposition in einen Flakon und lassen den Inhaltsstoffen etwa 4 bis 8 Wochen Zeit, sich an einem dunklen, kühlen Ort harmonisch zu verbinden. So kann sich das Bouquet zur vollen Reife entfalten. Nach Beendigung dieser Phase können Sie Ihr »Meisterwerk« beschnuppern und begutachten. Probieren Sie es auf der Haut und am Duftstreifen aus . Beobachten Sie den geruchlichen Verlauf und freuen Sie sich über Ihr gelungenes Werk!

Parfüms mit Alkohol:
Parfums concentrées und Eaux de Parfum

Zunächst stellen wir Ihnen Düfte vor, die Sie nach der zuvor beschriebenen Methode als Parfum concentrée oder Eau de Parfum zubereiten können:

Blumige Düfte

Ein typischer Blumenduft mit Rosen-Jasmin-Akkord und einer frischen, hochtönenden Kopfnote wird besonders die Liebhaber klassischer Parfüms begeistern.

In der ersten Phase der Parfümherstellung standen fast ausschließlich erotisierende Effekte im Mittelpunkt. Zwangsläufig brachte dies einen Aufschwung für schwüle, schwer und süß duftende Essenzen. Fast alle traditionellen Rezepte des Altertums beabsichtigten zudem eine aphrodisierende Wirkung ihrer Düfte. Sie sollten unerotische Gerüche ausschalten und sinnliche Duftnoten verstärken. Erst in neuerer Zeit wurden auch andere Parfüms entwickelt, vor allem erfrischende Toilettenwässer.

Wir stellen unsere ersten Düfte nun auf der Grundlage der Kombination von Rose und Jasmin zusammen. Anhand unterschiedlicher Beispiele lernen wir, sie zu variieren und zu erweitern.

Herzsache

(1)

Duftrichtung: blumig-warmer Duft

Der hier verwendete, fein-würzig und exotisch-blumig duftende Jasmin verbreitet durch freigebiges Verströmen seines Duftes viel Wärme. Er löst Spannungen und Verkrampfungen und bereichert vor allem im Verbund mit anderen Blütennoten den Duft auf subtile Weise. Jasmin verleiht fast jeder Kreation das typische Flair luxuriöser Parfüms. Die aphrodisierenden Effekte von Jasmin machte man sich schon im alten Indien zunutze, indem man Bräute vor der Hochzeit damit parfümierte. Der indische Jasmin sambac duftet um einige Nuancen schwülstiger und kräftiger als die in Europa bevorzugten Jasmin-Varianten grandiflorum. Indischer Jasmin findet vor allem in exotisch-süßen Parfüms Verwendung, während man den feineren Jasmin grandiflorum für klassische Düfte bevorzugt.

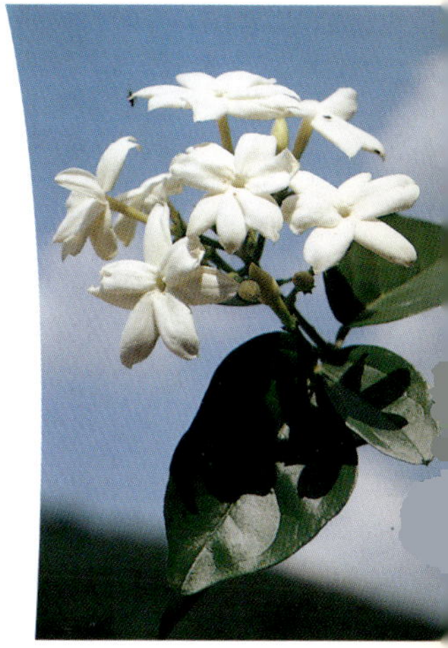

Jasmin sorgt für eine exotische, luxuriöse Note in Ihrer Duftmischung.

Zutaten

- 5 Tr. Lavendel
- 10 Tr. Jasmin abs. 10%
- 5 Tr. Rosa damascena
- 8 Tr. Geranium Bourbon
- evtl. 2 Tr. Honig abs.

- für Parfum concentrée: 10 ml Weingeist
- für Eau de Parfum: 30 ml Weingeist

Red Roses

(2)

Duftrichtung: fruchtig-blumig

Diese Variation enthält einen starken Rosenanteil, der neben dem teureren Öl der Rosa damascena vom stark blumig und rosé duftenden Öl der Rosengeranie stammt. Zusammen mit der frisch-fruchtigen, lebhaften Bergamottespitze zählt die Komposition zu den edelsten Grundakkorden der Parfümerie.

Der Duft von Jasminblüten stimuliert die erogenen Zonen im Gehirn und lässt depressive Stimmungen und Unlust im Nu verschwinden.

Zutaten

- 5 Tr. Bergamotte
- 5 Tr. Orange
- 6 Tr. Jasmin abs. 10%
- 6 Tr. Rosa damascena
- 9 Tr. Geranium Bourbon

- für Parfum concentrée: 8 ml Weingeist
- für Eau de Parfum: 25 ml Weingeist

X

3,1 auf 8   3,9

Voluptious

Duftrichtung: blumig-süß

In dieser Kreation mit dem Herz aus Rose und Jasmin wird das Verhältnis zwischen den bestimmenden Düften so verändert, dass ein schwerer blumig-süsser Akkord entsteht. Dafür sorgt eine prägnante Kopfnote, die aus strahlend-fruchtigem Mandarinenduft und typisch hellem Grapefruitaroma besteht. Das klassische Jasmin-Rosen-Bouquet finden wir nun um den herben Duft würzig-warmen Rosenholzes bereichert. In der Basisnote vereinen sich balsamig-holzige und süß-karamellige Essenzen mit leichtem Moschusflair.

- für Parfum concentrée: 20 ml Weingeist
- für Eau de Parfum: 40 ml Weingeist

89 auf 20

Zutaten

- 12 Tr. Mandarine
- 14 Tr. Grapefruit
- 10 Tr. Jasmin abs. 10%
- 10 Tr. Rosa damascena
- 12 Tr. Rosenholz
- 5 Tr. Patchouli
- 9 Tr. Zeder
- 8 Tr. Vanilleextrakt
- 6 Tr. Benzoe Siam
- evtl. 3 Tr. Moschuskörner

Jane & Roses

Ätherisches Rosenöl wirkt allein durch bloßes Einatmen regulierend auf den weiblichen Hormonhaushalt und harmonisiert die Herztätigkeit. Die Essenz der Rose ist ein warm-duftendes Mittel gegen Kummer und Depressionen.

Duftrichtung: blumig, fruchtig

Die Wirkung dieses Parfüms ist aphrodisierend. »Jane & Roses« weckt melancholische Erinnerungen, löst in lauen Nächten Herzklopfen aus, hilft über Enttäuschungen und Trauer hinweg und lässt Sie einen Tag voller Stress im Nu vergessen. Auch die Hautpflege schätzt die verjüngende und antiseptische Wirkung der Rosenessenz. Dabei eignet sich das Öl für alle Hauttypen; besonders gute Ergebnisse werden bei trockener, entzündeter und empfindlicher Haut erzielt. Oft werden einige Tropfen des kostbaren Rosenöls auch unverdünnt sanft auf Gesicht und Dekolleté einmassiert. Bei Krämpfen in der Bauch- und Magengegend wirkt die kostbare Essenz der Rosa damascena rasch krampflösend.

- für Parfum concentrée: 18 ml Weingeist
- für Eau de Parfum: 40 ml Weingeist

Zutaten

- 9 Tr. Bergamotte
- 2 Tr. Koriander
- 6 Tr. Jasmin abs. 10%
- 8 Tr. Rosa damascena
- 4 Tr. Vetiver
- evtl. 2 Tr. Moschuskörner

Lila Jeans

Duftrichtung: fleurissimo

In diesem ausgesprochen blumigen Arrangement spielen vor allem Lavendel und Geranium Bourbon eine die Gesamtkomposition prägende Rolle.

Das Geranium Bourbon (Geraniumöl) wird auf der kleinen Insel Réunion (Ile de Bourbon) im Indischen Ozean produziert. Hochwertiges Geraniumöl besitzt eine gelbe bis grüngelbe Farbe und einen süßen, rosigen, extrem haftenden Geruch. Dabei ist eine Spitze wahrnehmbar, die im frischen Zustand an eine winzige Prise Schwefel mit zitronigem und minzigem Unterton erinnert. Sie werden bemerken, dass Geranium Bourbon auf Ihre Umgebung eine entspannende Wirkung ausübt. Die Moleküle swingen förmlich in aufmunternden Rhythmen und stimmen die ganze Umwelt mit ein. Interessant mischt sich der rosige Duft der Geranie mit der fruchtig-frischen Kopfnote Bergamotte.

Bei leichter Reizbarkeit, Anspannungen im geistig-seelischen Bereich, Stressgefühlen, disharmonischen Verhältnissen, nervösen Belastungen in Familie oder Beruf, starken Depressionen in Krisensituationen, Schlafstörungen und bei irrationalen Angstzuständen wird das Öl in unterschiedlichen Darreichungsformen vom Aromatherapeuten empfohlen.

Eine der vielseitigsten Heilpflanzen ist der Lavendel. Im Mittelmeergebiet beheimatet, gehört das Gewächs aus der Familie der Lippenblütler zu den begehrtesten Heil- und Schönheitspflanzen überhaupt. Lavendel wird auf dem Markt in zwei Reinheitsstufen als »Lavendelöl extra« und »Lavendelöl fein« angeboten. Dazu kommen natürlich eine Vielzahl von Varianten aus unterschiedlichen Anbaugebieten und verschiedenen Pflanzen wie Schopflavendel, Speik-Lavendel und viele andere.

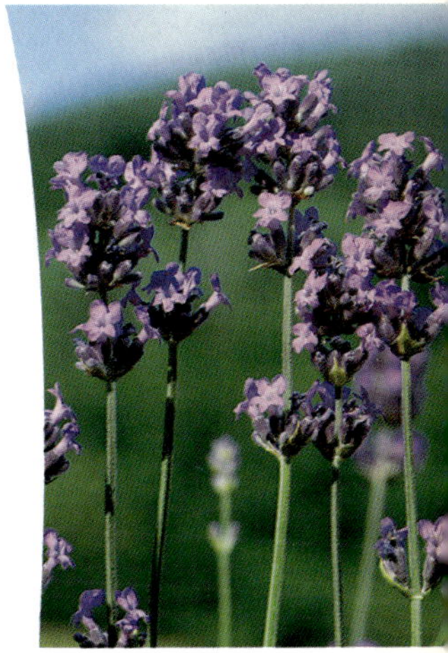

Lavendel duftet angenehm und wirkt beruhigend und entspannend.

Zutaten

- 8 Tr. Lavendel
- 8 Tr. Rosa damascena
- 4 Tr. Jasmin abs. 10%
- 6 Tr. Geranium Bourbon
- 4 Tr. Weihrauch

- für Parfum concentrée: 8 ml Weingeist
- für Eau de Parfum: 16 ml Weingeist

Frische Citrusdüfte

Beachten Sie bitte unbedingt, dass Citrusöle auf der Haut im Zusammenspiel mit starker Sonneneinstrahlung zu einem gefährlichen Cocktail werden: Häufig führt die Kombination zu irreversiblen, hässlichen, braunen Flecken auf der Haut.

Diese große und vielfältige Duftfamilie, zu der die Duftnuancen frisch, waldig, spritzig und minzig gehören, wird durch erfrischende und zitronenartige Düfte von Agrumenölen aller Couleur bestimmt. Darunter befinden sich Citrusfrüchte wie Limette, Zitrone, Bergamotte, Grapefruit, Clementine, Orange und Mandarine, deren Öl mittels Kaltpressung aus der Schale der Frucht gewonnen wird. Daneben gibt es auch citrusartig duftende Gräser wie Citronella (Zitronenkraut), Litsea, Melisse und Verbena, deren ätherische Öle man durch Destillation gewinnt.

In den folgenden Parfüms spielt das frisch-fruchtige, lebhaft und klar duftende Bergamotteöl eine große Rolle. Es ist eines der berühmten Öle der Citrusfamilie (Rutaceae). Die feine Parfümerie verwendet den Duft reichlich. Die Essenz der Bergamotte ist ein fast unerlässlicher Bestandteil jeder raffinierten Kopfnote. Das ätherische Öl stammt aus den Schalen unreifer Citrusfrüchte, die den Pomeranzen sehr ähneln. Sie werden dabei auf traditionelle Art mittels »Pelatrice« kalt ausgepresst.

Wild Africa

Duftrichtung: citrus-frisch

- für Parfum concentrée: 15 ml Weingeist
- für Eau de Parfum: 30 ml Weingeist

Zutaten

- 5 Tr. Zitrone
- 8 Tr. Bergamotte
- 6 Tr. Jasmin abs. 10%
- 8 Tr. Vetiver
- 8 Tr. Sandelholz ostindisch
- evtl. 3 Tr. Iriswurzel destilliert

Fresh Lemon

Duftrichtung: exotisch-zitronig-frisch

- für Parfum concentrée: 10 ml Weingeist
- für Eau de Parfum: 20 ml Weingeist

Zutaten

- 2 Tr. Krauseminze
- 4 Tr. Bergamotte
- 7 Tr. Limette
- 7 Tr. Mandarine grün
- 4 Tr. Jasmin abs. 10 %
- 4 Tr. Champaca abs. 10%
- 4 Tr. Sandelholz ostindisch
- 3 Tropfen Weihrauch
- 4 Tr. Benzoe Siam

Orientalische Düfte

Diese Duftrichtung entstand gegen Ende des 19. Jahrhunderts. Typische Vertreter sind die Evergreens von Guerlains »Jicky« (1889) und »Shalimar« (1925). Exotische Düfte erlebten Ende der 1970er Jahre ein großes Comeback. Es war die Zeit der Hippies, indischen Tücher, Kajalstifte und Räucherstäbchen. Kennzeichnend für die neuen orientalischen Parfüms ist ein wilder »Frischeakkord« mit einem spritzig-zitronigen Aspekt. Als Begründer der »Neuen Orientals« gilt Yves Saint Laurents erfolgreiches »Opium« (1977).

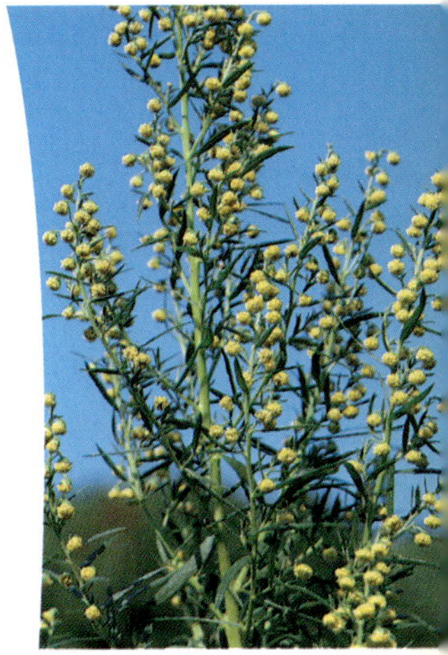

Estragon verleiht Ihrer Kreation eine typisch orientalische Duftnote.

Früchte, Gewürze und Hölzer

Typisch orientalische Gewürznoten sind Koriander, Estragon und Anis. Selbst natürliche Aromen von Früchten wie Pfirsich oder Pflaume sind in der modernen Parfümerie durchaus an der Tagesordnung. Der schwere süße Fond besteht aus Essenzen wie Vanille, Benzoe, Amberbaum (Styrax), Moschuskörnern sowie holzigen Noten wie Patchouli oder weich-balsamigem Sandelholz.

Yang Tse

Duftrichtung: orientalisch-ambriert

Zutaten

- 2 Tr. Bergamotte
- 6 Tr. Tangerine
- 2 Tr. Rosenholz
- 2 Tr. Rosa damascena
- 2 Tr. Jasmin abs.
- 4 Tr. Ylang Ylang extra
- 6 Tr. Vanilleextrakt
- 3 Tr. Sandelholz ostindisch
- 4 Tr. Patchouli
- 2 Tr. Benzoe Siam
- für Parfum concentrée: 9,5 ml Weingeist
- für Eau de Parfum: 19 ml Weingeist

Aquarius

Duftrichtung: orientalisch-ambriert

Zutaten

- 4 Tr. Limette
- 2 Tr. Bergamotte
- 2 Tr. Mandarine grün
- 6 Tr. Jasmin abs. 10%
- 12 Tr. Champaca abs. 10%
- 2 Tr. Tonkabohnenextrakt
- 7 Tr. Patchouli
- 5 Tr. Vanilleextrakt
- für Parfum concentrée: 11 ml Weingeist
- für Eau de Parfum: 22 ml Weingeist

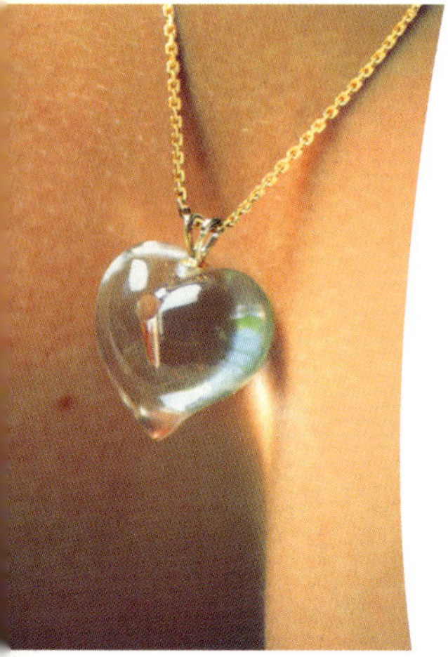

Chypre-Parfüms kommen auch in einem Duft-Schmuckstein gut zur Geltung.

Würzige Chypredüfte

Das Duftkonzept Chypre geht ursprünglich auf Francois Coty zurück, der seine Duftkreationen aus den Düften der Mittelmeerländer komponiert hatte. Grund genug, der Schöpfung den Namen der Insel »Zypern« (= Chypre) zu geben. Der typische Chypreduft entsteht durch die Ergänzung aus dem Kontrast von Eichenmoos und der spritzigen Frische von Agrumen, wobei die bevorzugte Citrusnote die Bergamotte ist. Auch Patchouli wurde zum unverzichtbaren Bestandteil dieser extravaganten Richtung.

Die »neuen« Chypres

In den siebziger Jahren des letzten Jahrhunderts sind neuartige Chypreparfüms entstanden, in denen betont blumige und rosige Elemente vorherrschen. Dadurch wird der herb-frische Komplex, der vielen Frauen etwas zu streng und maskulin war, verblüffend elegant akzentuiert. Um zunächst einen einfachen Chypreduft herzustellen, gehen wir erst einmal von den wichtigsten Grundkomponenten aus:

Tigresse

Duftrichtung: orientalisch-würzig

Tigresse ein typischer Chypreduft aus wenigen essenziellen Anteilen, zeigt sehr schön die Besonderheiten dieser Duftrichtung.

- für Parfum concentrée: 4 ml Weingeist
- für Eau de Parfum: 8 ml Weingeist

Zutaten

- 6 Tr. Bergamotte
- 8 Tr. Ylang Ylang complete
- 5 Tr. Eichenmoos abs.

Una Donna

Duftrichtung: (Chypre) frisch-balsamig-ledrig

- für Parfum concentrée: 11 ml Weingeist
- für Eau de Parfum: 22 ml Weingeist

Zutaten

- 7 Tr. Limette
- 3 Tr. Bergamotte
- 5 Tr. Neroli (Orangenblütenöl)
- 2 Tr. Basilikum
- 6 Tr. Jasmin abs. 10%
- 3 Tr. Rosenholz
- 5 Tr. Patchouli
- 8 Tr. Eichenmoos abs.

Kölnischwässer und Eaux de Fraîche

Nach den Düften, die als Parfums concentrées und Eaux de Parfum gestaltet werden können, stellen wir nun Arrangements vor, die zur Gruppe der Kölnischwässer und Eaux de Fraîche gerechnet werden.

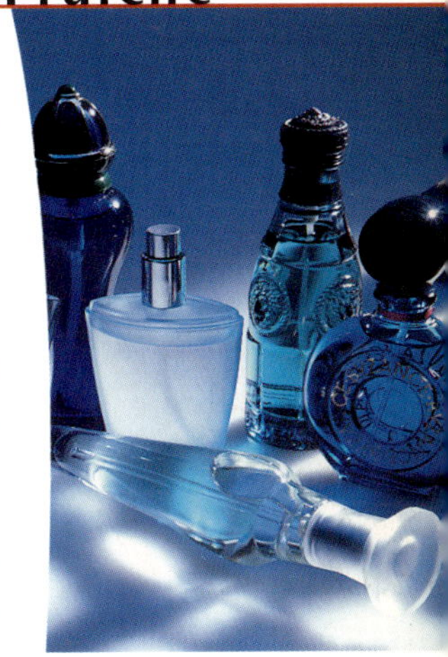

Mit einem Zerstäuber lässt sich Eau de Cologne optimal verteilen.

Parfüm im Wandel der Zeit

Fast alle traditionellen Rezepte aus dem Altertum beabsichtigten einen erotischen Effekt, eine aphrodisische Wirkung ihrer Düfte. Unerotische Gerüche sollten ausgeschaltet oder überdeckt werden, sinnlich-erotische Noten wurden verstärkt. Erst in neuerer Zeit wurde eine Anzahl andersartiger, leicht und beschwingt duftender Parfüms entwickelt. In der Beliebtheitsskala ganz oben standen nun erfrischende »Eau-de-Toilette«-Wässer, die im Anklang an das noch bei unseren Großmüttern so beliebte »Eau de Lavande« oder das berühmte »Wasser der Königin von Ungarn« komponiert wurden.

Das klassische Eau de Cologne

Die erfrischende Wirkung eines Geruchs liegt im schnellen Verfliegen des spritzigen, oftmals citrusartigen Dufts. Dabei hängt die Flüchtigkeit der Riechstoffe auch von deren Konzentration ab. Ein typisches sommerliches Eau de Cologne, das auf einen erfrischend kühlenden Effekt abzielt, ist nur als alkoholische Lösung denkbar, in der die Konzentration des Riechstoffs nur etwa drei Prozent beträgt. Ein Zerstäuber versprüht mikrofeine Tröpfchen und verstärkt damit den gewünschten Frischeeffekt. Es folgen einige Rezepte für verschiedene Eaux de Cologne:

Vorläufer der Kölnischwasser war das »Wasser der Königin von Ungarn«. Im Jahre 1335 vermachten Mönche das geheime Rezept des einfachen Rosmarinwassers Elisabeth von Ungarn. Von dort aus trat »Aqua Hungarica« seinen Siegeszug über ganz Europa an.

Spring in Seattle

Duftrichtung: fruchtig-blumig, leicht herb

Bergamotteöl gilt als wichtige Essenz in der Parfümerie und wurde als essentieller Bestandteil des klassischen Kölnischwassers weltbekannt. Nicht selten macht es bis zu 20 oder 30 Prozent der Duftbestandteile aus. Neben Zitronenöl und Neroli sowie kleineren Mengen Lavendelöls bildet es die Geruchsbasis eines Eau de Cologne.

Zutaten

- 2 Tr. Bergamotte
- 4 Tr. Lavendel
- 4 Tr. Jasmin abs. 10 %
- 20 ml Weingeist

1. Vermischen Sie den Weingeist mit den ätherischen Ölen.
2. Füllen Sie das Eau de Cologne in eine Sprühflasche und lassen Sie den raffiniert-herben Duft etwa drei bis vier Wochen in einem dunklen Glasbehälter reifen.

Sizilianischer Frühling

Duftrichtung: fruchtig-warm, leicht herb

In diesem Eau de Cologne finden wir die typischen Düfte des sommerlichen Siziliens wieder: die wilde Frische der Limette gepaart mit dem herben Aroma grüner Agrumenblätter – mild-würziger Thymian-Geruch verleiht der Komposition zusätzlich eine interessante warme Nuance. Ein sonnendurchfluteter Duft, der nicht nur bei seiner Trägerin Urlaubsträume wecken wird!

Zutaten

- 3 Tr. Limette
- 2 Tr. Citronella (Zitronenkraut)
- 3 Tr. Petit Grain
- 1 Tr. Thymian
- 20 ml Weingeist

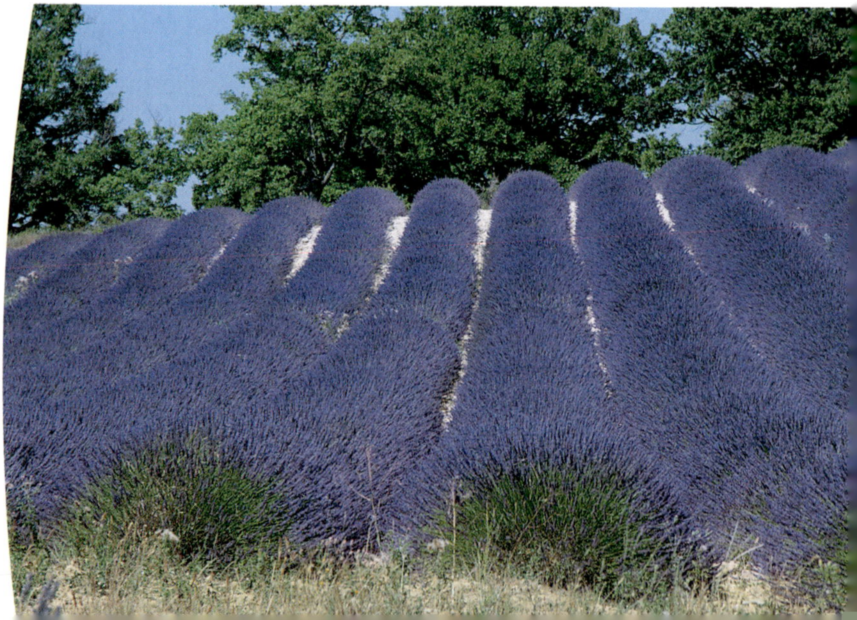

Lavendel liefert ein kräftiges ätherisches Öl und ein leichteres Hydrolat.

Lavendel-Geranium-Cologne

Duftrichtung: fruchtig

Der hier verwendete Lavendel ergänzt das Zitronen-Geranium nicht nur zu einem wunderbar fruchtigen Duft, sondern ist als Bestandteil von Kölnischwässern auch noch ausgesprochen gesund. Er fördert die vermehrte Bildung weißer Blutkörperchen. Dadurch wird das körpereigene Immunsystem gestärkt. Zudem wirkt Lavendelduft blutdrucksenkend und verfügt über stark luftreinigende Eigenschaften. Darum findet sich Lavendel besonders oft in Raumduftmischungen. Auch die typischen Folgen von trüben Gedanken, Kopfschmerzen, Migräne, aber auch Asthma oder sogar Bluthochdruck vermag das ätherische Öl des Lavendels zu lindern. In Parfüms erwirkt ein hoher Lavendelbestandteil eine gewisse Gelassenheit, er vertreibt Nervosität, Überreiztheit, seelische Verstimmung. Auch Melancholie oder Angst sind dank der heilsamen Essenz oft wie weggeblasen. Das leichte Lavendel-Hydrolat (Lavendelwasser), ein Nebenprodukt, das bei der Destillation von ätherischem Lavendelöl anfällt, entfaltet seine nervenstärkende, harmonisierende Wirkung selbst an heißen sommerlichen Tagen. Erfrischen Sie Ihre Haut damit großzügig nach dem Duschen oder zwischendurch. Die hautpflegenden Hydrolate, die sich auch als kühle Kompressen hervorragend eignen, sind in vielen Duftnoten erhältlich.

Lavendel verbessert das Raumklima und vertreibt Kopfschmerzen, Migräne und depressive Verstimmungen.

Zutaten

- 3 Tr. Lavendel
- 100 ml Weingeist
- 2 Tr. Zitronen-Geranium oder 2 Tr. Eisenkraut

Gut zu wissen

Trübe Aussichten?

Ätherisches Öl sollte immer klar und durchsichtig sein. Wenn es jedoch länger ruhig steht, können sich aus den kleinen, schnell flüchtigen Molekülen langkettige Polymere bilden. Diese sind als Duftstoffe damit verloren und trüben zudem durch ihre Unlöslichkeit ihre Parfümflüssigkeit. Meist setzen sich die Schwebeteilchen nach einiger Zeit ab. Dann können Sie durch vorsichtiges Umfüllen in eine andere Flasche die Trübung abtrennen.

Jasmin-Cologne
Duftrichtung: blumig-würzig

Zutaten
- 6 Tr. Jasmin abs. 10%
- 5 Tr. Tangerine
- 4 Tr. Rosa damascena
- 8 Tr. Geranium Bourbon
- 4 Tr. Ylang Ylang complete
- 2 Tr. Rosmarin
- 3 Tr. Muskatellersalbei
- 4 Tr. Neroli (Orangenblütenöl)
- 90 ml Weingeist

Citrus-Cologne
Duftrichtung: frisch

Zutaten
- 10 Tr. Zitrone
- 10 Tr. Blutorange
- 5 Tr. Neroli (Orangenblütenöl)
- 10 Tr. Mandarine grün
- 5 Tr. Bergamotte
- 90 ml Alkohol

Petit-Grain-Cologne
Duftrichtung: frisch-aromatisch

Zutaten
- 10 Tr. Petit Grain
- 5 Tr. Geranium Bourbon
- 2 Tr. Sandelholz ostindisch
- 3 Tr. Rosmarin Verbenon
- 5 Tr. Ylang-Ylang complete
- 4 Tr. Rosenholz
- 3 Tr. Muskatellersalbei
- 90 ml Alkohol

Expertentipp

Reifezeit

Beachten Sie, dass Parfüms Ihren vollen Duft frühestens nach etwa 20 bis 30 Tagen entfalten! Lassen Sie die Duftmischung deshalb mindestens drei bis vier Wochen an einem kühlen, dunklen Ort reifen.

Naturparfüms mit Jojobaöl
und anderen Pflanzenölen

Schließlich gibt es neben den bisher vorgestellten Parfüms und Duftwässern noch die betörenden Naturparfüms auf Ölbasis. Sie runden die Reihe der Parfüms für Damen durch ihre zusätzlich hautpflegende Wirkung ab, die vor allem in der wertvollen vitaminhaltigen und nährstoffreichen Trägersubstanz – wie etwa Jojobaöl – liegt.

Sogar Resinoide – das sind Essenzen aus Wurzeln, Harzen und Schoten –, die von Weingeist kaum oder gar nicht aufgelöst werden, lassen sich durch Jojobaöl problemlos verflüssigen. So vermeidet man Rückstände und Schwebeteilchen im Parfüm.

Wohlfühlen mit Jojobaöl

Jojobaöl ist ein exklusives Körperöl, das kaltgepresst und in kontrolliert biologischem Anbau kultiviert wird. Das hochwertige Pflanzenöl eignet sich besonders für trockene und empfindliche Haut. Wird es in die Haut einmassiert oder dünn aufgetragen, zieht es schnell ein, fettet nicht und bindet die Hautfeuchtigkeit. In Naturparfüms hat es mehrere Vorteile: Chemisch gesehen ist Jojobaöl trotz des irreführenden Namens kein Öl, sondern ein Wachs und wird deshalb auch nicht ranzig. Daraus resultiert eine lange Haltbarkeit. Zudem ist Jojobaöl geruchsneutral, was für Parfüms von entscheidender Bedeutung ist.

Zubereitung eines Naturparfüms

Tropfen Sie alle in den folgenden Rezepten angegebenen ätherischen Öle vorsichtig auf einen nichtmetallischen Messlöffel und vermischen Sie die Essenzen mit Jojobaöl oder mit anderen im Rezept angegebenen pflanzlichen Basisölen. Das Filtern entfällt, da sich die Essenzen im Basisöl vollständig auflösen.

Basisölen sollten Sie eine Kapsel »Vitamin-E-Öl« beifügen. So beugen sie dem schnellen Ranzigwerden des Pflanzenöls vor und schützen sich zugleich gegen daraus entstehende Freie Radikale.

Move

Duftrichtung: fleurissimo

Zutaten

- 2 Tr. Melisse
- 4 Tr. Palmarosa
- 8 Tr. Rosa damascena
- 4 Tr. Lavendel
- 8 Tr. Geranium Bourbon
- 10 ml Jojobaöl

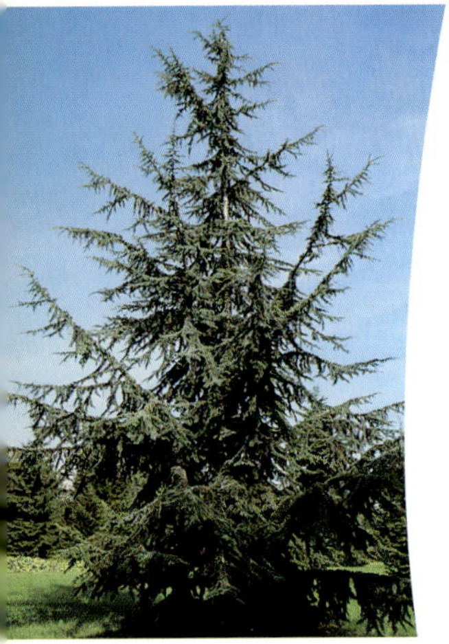

Das Öl der Zeder steht für einen herben, balsamigen Duft.

Ischtar

Duftrichtung: balsamig-herb

Der Duft der sumerischen Liebesgöttin Ischtar berührte Gilgamesch so sehr, dass er ihr einen Heiratsantrag machte. Überliefert wurde die Legende aus dem Zweistromland im »Gilgamesch-Epos«, das als die erste Dichtung der Menschheit gilt. Wundern Sie sich nicht, wenn Sie sich mit »Ischtar« wie eine neuzeitliche Aphrodite fühlen.

Zutaten

- 6 Tr. Zeder
- 4 Tr. Blaue Zypresse
- 4 Tr. Bitterorange
- 2 Tr. Patchouli
- 4 Tr. Grüne Myrte
- 10 ml kaltgepresstes Sesamöl

1. Vermengen Sie alle Zutaten mit 10 Milliliter kaltgepresstem Sesamöl.
2. Lassen Sie diese Mischung am besten etwa drei Wochen lang in einer Flasche aus dunklem Glas reifen.

Looking For Harmony

Duftrichtung: herb-blumig

Zutaten

- 3 Tr. Cistrose
- 3 Tr. Weihrauch
- 3 Tr. Neroli
- 3 Tr. Patchouli
- 10 ml Jojobaöl

Nach einigen Wochen Reifezeit ergeben die Düfte eine Komposition der Extraklasse.

Nebukadnezars Love

Duftrichtung: balsamig-süß-würzig

Schon der babylonische König Nebukadnezar liebte diesen Duft. Auch Sie werden damit Ihren Liebsten ganz gewiss entzücken.

Zutaten

- 5 Tr. Rosen Attar
- 5 Tr. Weihrauch
- 6 Tr. Grüne Myrte
- 2 Tr. Myrrhe
- 3 Tr. Cistrose
- 10 ml Jojobaöl

Roses Roses

Duftrichtung: warm-blumig

Als die Göttin Aphrodite einst schaumgeboren ans Ufer der Insel Zypern gespült wurde, verwandelte sich der Meeresschaum in duftende Rosen, Symbol für vollkommene Anmut und Schönheit.

Berauschen Sie sich an dem göttlichen Duft der Aphrodite!

Zutaten

- 9 Tr. Bergamotte
- 6 Tr. Orange
- 5 Tr. Lavendel fein
- 4 Tr. Rosa damascena
- 6 Tr. Geranium Bourbon
- 4 Tr. Vetiver
- 6 Tr. Tonkabohnenextrakt
- 20 ml Jojobaöl

X

Inoé

Duftrichtung: blumig-süßlich-balsamig

Das in diesem Arrangement verwendete Ylang Ylang complete wird aus den Blättern, Zweigen und Blüten des Canangabaums (Cananga odorata) destilliert und verströmt ein krautiges, leicht erotisierendes Aroma. Es wirkt fixierend auf andere Düfte.

Zutaten

- 4 Tr. Ylang Ylang complete
- 4 Tr. Benzoe Siam
- 2 Tr. Elemi
- 2 Tr. Sandelholz ostindisch
- 10 ml Jojobaöl

Emerald

X

Duftrichtung: weich-herb-grün

Dieses unaufdringliche, leicht herbe Parfüm wirkt psychisch aufmunternd und erheiternd. Benutzen Sie es besonders in Phasen geistiger Erschöpfung, bei stressbedingter Reizbarkeit und Nervosität.

Emerald gibt Ihnen in Zeiten starker Beanspruchung neue Kraft und frischen Lebensmut.

Zutaten

- 3 Tr. Litsea Cubeba
- 2 Tr. Limette
- 5 Tr. Grüne Myrte
- 2 Tr. Myrrhe
- 2 Tr. Rosenholz
- 3 Tr. Zeder
- 10 ml Jojobaöl

4 ml Weingeist

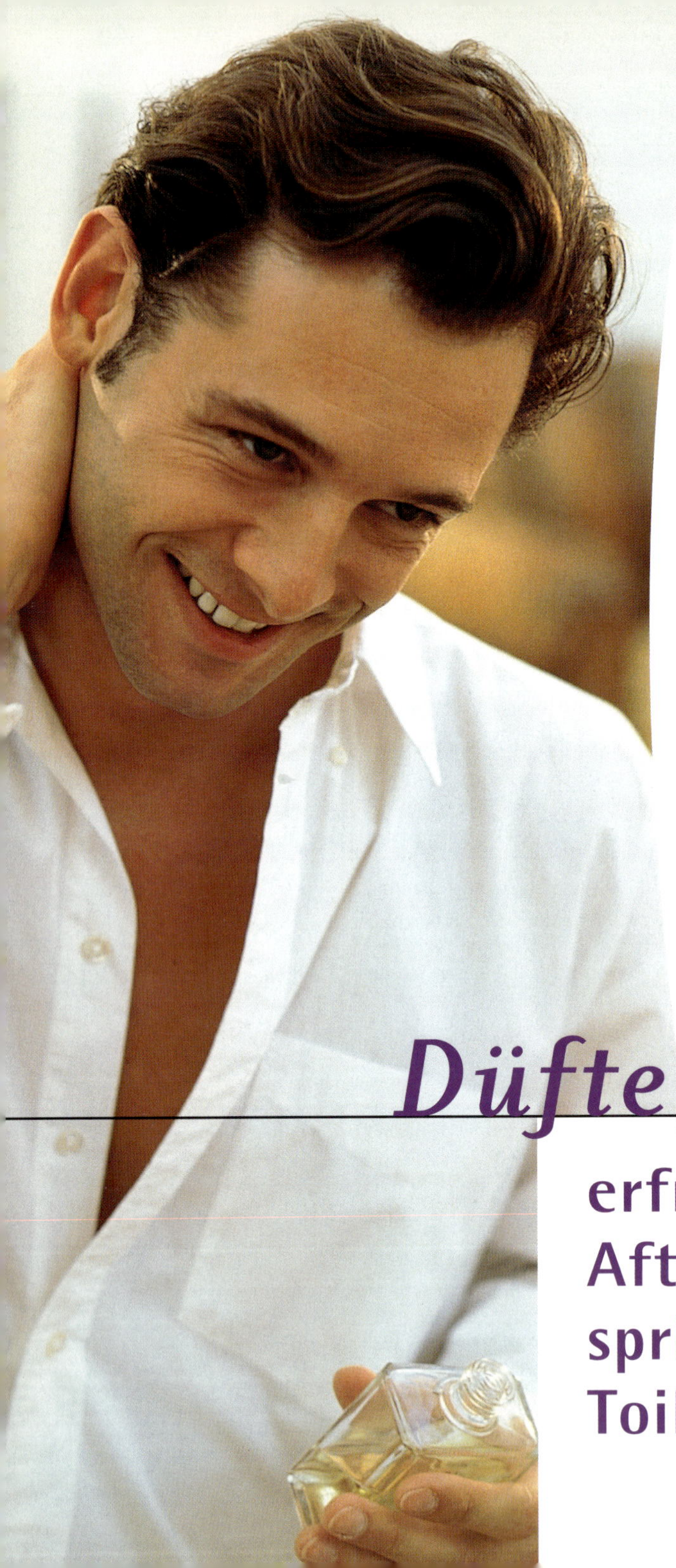

Wenn »mann« sich rasiert, werden nicht nur Barthaare entfernt, auch die Haut darunter wird durch die Behandlung gereizt und ist meist leicht gerötet. Oft lassen sich auch kleine Schnittwunden nicht verhindern. Deshalb sind die Ansprüche an ein Aftershave von vornherein hoch gesteckt. Es soll attraktiv und interessant duften, aber gleichzeitig auch beruhigend, desinfizierend, heilend und pflegend auf diese besonders anfällige und empfindliche Hautpartie wirken.

Düfte für Ihn –

erfrischende Aftershaves und spritzige Eaux de Toilette

Aftershaves

Rasieren ist eine anstrengende Tortur für die Haut. Nach einer Rasur benötigt sie dringend Hilfe durch ein Aftershave. Es pflegt die gereizte Haut, bewirkt ein Zusammenziehen der Poren, beschleunigt die Heilung kleiner Verletzungen und unterstreicht mit seinem Duft Ihre Persönlichkeit auf angenehme Art und Weise.

Die Zusammensetzung eines Aftershaves ist abhängig von Ihrem jeweiligen Hauttyp und Geschmack. So wird ein Mann mit sensibler Haut Aftershaves ohne Weingeist bevorzugen, während eine robustere, leicht fettende Männerhaut etwas Alkohol durchaus verträgt. Weingeist besitzt zudem den Vorteil, dass er die Haut desinfiziert. Pflegende Extrakte und Zusätze sollten aber in jedem Fall Bestandteil eines guten Aftershaves sein.

Vergessen Sie nicht, Ihr selbstkomponiertes Aftershave unmittelbar vor jedem Gebrauch kräftig zu schütteln.

Herbe Aftershaves

Das folgende Aftershave erhält seine vorwiegend herbe Duftnote unter anderem von dem markanten Aroma des Vetiveröls. Die Essenz wird durch Wasserdampfdestillation aus getrockneten Wurzeln des tropischen Khas-Khas-Grases extrahiert. In einer Duftkomposition genügen bereits einige wenige Tropfen Vetiver. Es besitzt einen erdigen, balsamig-holzigen, leicht süßlichen Geruch, der sehr durchdringend ist.

Vetiverpflanzen werden in vielen Ländern angebaut, um mit ihrem tiefen Wurzelwerk der Bodenerosion entgegenzuwirken. Aus den Wurzeln des Khas-Khas-Grases werden in Asien auch wohlriechende Matten und anderes Flechtwerk hergestellt.

Champion

Duftrichtung: herb blumig

Zutaten

- 3 Tr. Bergamotte
- 3 Tr. Spike-Lavendel
- 4 Tr. Jasmin abs. 10 %
- 4 Tr. Champaca abs. 10 %
- 3 Tr. Vetiver
- 3 Tr. Moschuskörner
- 6 Tr. Zeder
- 12 Tr. D-Panthenol 75 %
- 8 Tr. Bisabolol
- 25 ml Weingeist
- 50 ml Hamamelis-Hydrolat
- 1 TL Akazienhonig
- evtl. einige Tr. Lösungsvermittler LV 41

Citrus-Aftershaves

Spritzige Inspirationen und die erfrischend direkte Art, Dinge ohne Umschweife beim Namen zu nennen: Eigenschaften, die durch Citrusdüfte intensiviert werden.

Aqua Lemon

Duftrichtung: frisch

Meristemextrakt wirkt stark entzündungshemmend und heilt rasch kleinere Schnitte und Wunden. Er lindert Juckreiz, beugt Allergien vor und stärkt das Kollagengewebe der Haut.

Zutaten

- 2 Tr. Lemongrass
- 3 Tr. Limette
- 4 Tr. Zitrone
- 3 Tr. Bergamotte
- 4 Tr. Petit Grain
- 4 Tr. Neroli (Orangenblütenöl)
- 2 Tr. Wacholderbeeren
- 1 Tr. Rosmarin
- 6 Tr. Kiefernnadel
- 6 Tr. Meristemextrakt
- ½ TL Allantoin (Wirkstoff des Beinwells)
- 30 ml Eisenkrautwasser
- 30 ml Rosmarinwasser
- 10 ml Weingeist
- 1 TL Akazienhonig
- evtl. einige Tr. Lösungsvermittler LV 41

Würzige Aftershaves

Bei diesen Düften steigen in Gedanken Bilder auf, die an einen Spaziergang im Wald erinnern, wo uns in milder feucht-kühler Luft die verschiedensten Düfte begegnen und betören.

Pflanzen produzieren ätherische Essenzen, um mit dem verführerischen Duft Insekten anzulocken. Manchmal dienen die Duftstoffe auch dazu, schädliche Bakterien oder Pilze abzuwehren.

Green forest

Duftrichtung: kräftig-waldig-frisch

Zutaten

Luft Yang △
Erde yang □
Feuer+Luft Yang △
Luft yin △

- 4 Tr. Zirbelkiefer Eichenmoos
- 3 Tr. Angelikawurzel phototox !
- 4 Tr. Wacholder
- 4 Tr. Litsea Cubeba reizend
- 2 Tr. Schwarzfichte
- ~~4 Tr. Eukalyptus citriodora~~
- 50 ml Eisenkraut-Hydrolat
- 25 ml Weingeist
- 1 TL Akazienhonig
- 12 Tr. Meristemextrakt
- evtl. einige Tr. Lösungsvermittler LV 41

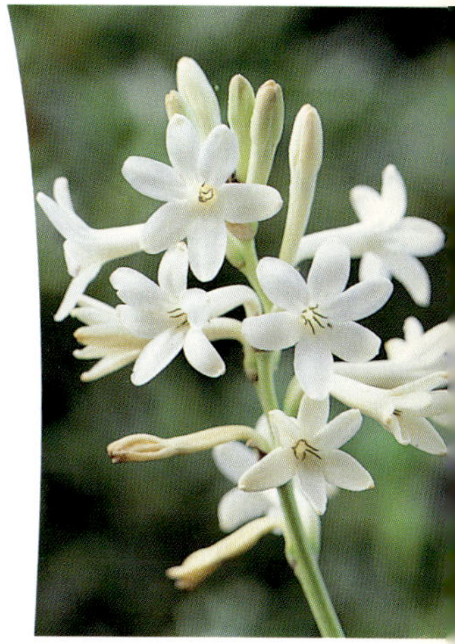

Die Tuberose bringt eine erotische Note in das Aftershave.

Orientalische Aftershaves

Diese Männerdüfte bzw. Aftershaves sind stets süßlich, lassen aber auch oft würzige Zutaten erkennen. Allen orientalischen Düften gemeinsam ist ein ausgeprägter Fond, in dem ambrierte Noten mit starkem Vanilletouch dominieren. Mitunter finden sich im Bouquet – allerdings in geringerer Dosierung als bei den Damen – exotische Blütenaromen.

Paradiesgarten

Duftrichtung: würzig, würzig-balsamig

Tuberosen verbreiten einen süßlichen, angenehmen, vollwürzigen Duft mit einer raffiniert erotischen Note. Während die Tuberose in Mittelamerika wild wächst, wird sie als Gartenpflanze seit dem 16. Jahrhundert in englischen und französischen Gärten angebaut. Nur mittels Enfleurage oder durch Extraktion mit Lösungsmitteln kann man den betörenden Duft der Blüten gewinnen. Die Weltproduktion des kostbaren Öls liegt bei 15 bis 20 Kilogramm pro Jahr.

Zutaten

- 3 Tr. Limette
- 2 Tr. Zitrone
- 3 Tr. Grapefruit
- 2 Tr. Tuberose abs.
- 2 Tr. Muskatnuss
- 1 Tr. Zimtrinde
- 1 Tr. Nelke
- 3 Tr. Vanilleextrakt
- 4 Tr. D-Panthenol 75 %
- 25 ml Weingeist
- 1 TL Akazienhonig
- 50 ml Rosenwasser

Jaguar

Duftrichtung: orientalisch-ambriert

Zutaten

- 3 Tr. Bergamotte
- 3 Tr. Limette
- 3 Tr. Neroli (Orangenblütenöl)
- 6 Tr. Ylang Ylang extra
- 2 Tr. Iris concrète
- 4 Tr. Jasmin abs. 10 %
- 4 Tr. Rosenholz
- 4 Tr. D-Panthenol 75 %
- 20 ml Weingeist
- 1 TL Akazienhonig

Aftershaves mit Lavendel

Lavendel zählt zu den beliebtesten Herrendüften; er wirkt mit seiner Spitze in der Kopfnote, entfaltet aber auch im Bouquet (Herznote) und sogar im Fond (Basisnote) seine Kraft dank seinem blumig-krautigen, luftig-klaren Duft. Dadurch verbindet er elegant alle drei Elemente innerhalb des Duftakkords.

Lavendel hat ein vielfältiges Duftspektrum: Es reicht von waldig-frisch (wie Lavendel Grosso) bis zu schwer-süß (etwa Lavandin), dezent blumig (Lavendel fein) oder fein würzig (Lavendel Barrême).

Gate of Eden

Duftrichtung: holzig, balsamig-würziger Lavendelduft

Zutaten

- 10 Tr. Lavendel
- 4 Tr. Salbei
- 3 Tr. Koriander
- 3 Tr. Basilikum
- 4 Tr. Jasmin abs. 10 %
- 4 Tr. Geranium Bourbon
- 1 Tr. Nelkenblüte
- 4 Tr. Elemi
- 5 Tr. Zeder
- 2 Tr. Tonkabohnenextrakt
- 12 Tr. D-Panthenol 75 %
- 40 ml Weingeist
- 50 ml Lavendelwasser
- 1 TL Akazienhonig
- evtl. einige Tr. Lösungsvermittler LV 41

Aftershave für besonders sensible Haut

Vor allem Alkohol reizt die Haut; da die meisten Aftershaves auf Alkohol basieren, haben es Männer mit empfindlicher Gesichtshaut besonders schwer. »Vivaldi« ist ein mildes und pflegendes Rasierwasser, das ohne scharfe Stoffe auskommt.

Damit sich der natürliche Säureschutzmantel der Haut schneller auf einen leicht sauren pH-Wert einstellt, sollten Aftershaves für Männer, die sich nicht elektrisch rasieren, einen Spritzer Zitronensaftkonzentrat enthalten. Rasierseifen und Rasierschaum besitzen nämlich meist einen hohen alkalischen pH-Wert.

Vivaldi

Duftrichtung: frisch

Zutaten

- 4 Tr. Palmarosa
- 4 Tr. Linaloe
- 4 Tr. Grapefruit
- 5 Tr. Lavendel
- 1 TL Akazienhonig
- evtl. einige Tr. Lösungsvermittler LV 41
- 50 ml Kamillen-Hydrolat

Eaux de Toilette für den Mann

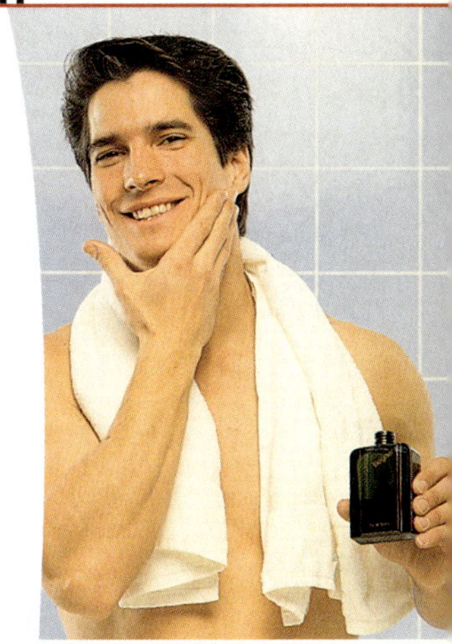

Parfüms und Eaux de Toilette werden bei Männern immer beliebter.

Obwohl sich viele Männer noch immer scheuen, Parfüms nur um des angenehmen Duftes willen zu tragen, vergrößerte sich der Markt für Herrendüfte in den letzten zehn Jahren gewaltig. Noch im altjüngferlichen 19. Jahrhundert ordnete man Männer, die außer Seife auch Düfte benutzten, der Homosexuellenszene zu. Freilich war dies zu Beginn unserer Zeitrechnung vollkommen anders: König David besprühte seine Kleider mit aromatischen Duftstoffen und siegreiche Eroberer wie Cäsar oder Hannibal ließen sich in Triumphzügen parfümiert von der Menge bejubeln.

Spritzige Citrusdüfte

Ein maskulines Citrus-Eau-de-Toilette enthält hauptsächlich Essenzen aus Agrumen. Dazu gesellt sich oft die kühle Brise eines Minzöls, das den sportlichen Frischeeffekt verstärkt. Citrus-Parfüms sind stets spritzig, herb-frisch und verleihen Ihnen neuen Schwung.

Spearmint-Cool

Duftrichtung: zitronig frisch, grün

Zutaten

- 3 Tr. Blutorange
- 1 Tr. Salbei
- 1 Tr. Limette
- 1 Tr. Petit Grain
- 3 Tr. Jasmin abs. 10 %
- 2 Tr. Krauseminze
- 3 Tr. Lavendel
- 25 ml Weingeist

Sportiv

Duftrichtung: herb-frisch, leicht blumig

Zutaten

- 4 Tr. Limette
- 3 Tr. Lemongrass
- 3 Tr. Palmarosa
- 4 Tr. Rosmarin
- 15 ml Weingeist

Citruspflanzen gedeihen zwischen dem 35° nördlicher Breite und dem 35° südlicher Breite auf dem »Zitronengürtel«. Die Früchte werden frisch vom Baum geschnitten. Man vermischt die ausgepressten Schalen mit Wasser. Daraus wird durch Zentrifugieren kaltgepresstes ätherisches Öl gewonnen.

Patchouliöl reift mit den Jahren zu immer besserer Qualität. Sein exotisch-rauchig balsamiger Duft wird voller und aromatischer. Patchouli wirkt ausgleichend und erdend, hilft bei Stress und Stimmungsschwankungen.

Chypre-Herrendüfte

Das Duftkonzept »Chypre« beruht auch als Herrenduft auf dem Zusammenwirken von Citrusfrische und einer Basis aus Eichenmoos und Patchouli. Die neueren Chyprekompositionen der letzten Jahre gestalten sich herb-rauchig mit einem ledrigen Touch.

Limited Edition

Duftrichtung: ledrig, holzig, balsamig

Zutaten

- 3 Tr. Bay
- 2 Tr. Rosenholz
- 2 Tr. Jasmin abs. 10%
- 3 Tr. Zeder
- 3 Tr. Sandelholz ostindisch
- 2 Tr. Muskatnuss
- 3 Tr. Benzoe Siam
- 30 ml Weingeist

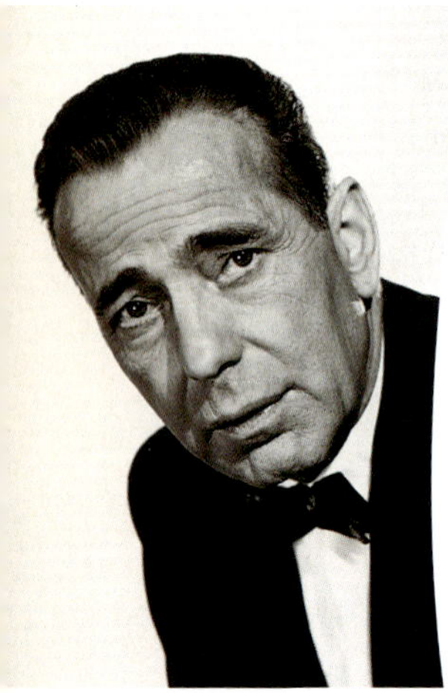

Humphrey Bogart gab einem kräftigen Chypre-Duft seinen Namen.

Bogart H.

Duftrichtung: waldig-würzig-frisch

Zutaten

- 3 Tr. Bergamotte
- 4 Tr. Litsea Cubeba
- 2 Tr. Rosmarin
- 2 Tr. Lavandin
- 2 Tr. Vetiver
- 2 Tr. Spike-Lavendel
- 3 Tr. Schwarzfichte
- 4 Tr. Eichenmoos
- 3 Tr. Tonkabohnenextrakt
- 30 ml Weingeist

Cosmic Paris

Duftrichtung: würzig-herb-frisch

Zutaten

- 3 Tr. Bergamotte
- 4 Tr. Zitrone
- 3 Tr. Cardamom
- 1 Tr. Koriander
- 2 Tr. Rosenholz
- 3 Tr. Lavendel
- 2 Tr. Vetiver
- 4 Tr. Geranium Bourbon
- 3 Tr. Patchouli
- 30 ml Weingeist

»Fougère« und »Grüne Düfte«

Das klassische Fougère-Konzept besteht aus dem Zusammenspiel von Lavendel und Eichenmoos sowie einem weiteren Akkord, den Sie nach Belieben aromatisch, herb-würzig, pikant-krautig oder frisch-blumig gestalten können. Der Duft wird fast immer mit balsamigen, oft süßlichen Essenzen (wie Benzoe, Vetiver, Patchouli, Moschuskörner, Eichenmoos) fixiert, ohne dabei aufdringlich zu wirken.

Bei einer Fougère-Komposition sollten Sie blumige Düfte stets sparsam dosieren. Vergessen Sie nicht: Bei Fougère ist Grün Trumpf! Lassen Sie sich von den aufgeführten Inhaltsstoffen inspirieren und arbeiten Sie ohne Scheu eigene Rezepte aus.

Chi

Duftrichtung: herb-balsamig

Zutaten

- 2 Tr. Bergamotte
- 3 Tr. Lavendel
- 3 Tr. Rosmarin
- 2 Tr. Rosenholz
- 3 Tr. Eichenmoos abs.
- 3 Tr. Perubalsam
- 1 Tr. Moschuskörner
- 15 ml Weingeist

Orientalische Männerdüfte

Diese ambriert-balsamigen progressiven Männerparfüms verströmen viel Wärme und erotische Sinnlichkeit. Honigartige Noten, ausgeprägte Vanillefonds und fast feminine Duftakkorde verdrängen hier allzu herbe Zutaten. Männliche Orientals dürfen heutzutage süß, stark und durchaus auch auffällig duften.

Aufregende orientalische Düfte sind vor allem für den mutigen selbstbewussten Trendsetter gedacht, der sich der starken Signalwirkung seines Eau de Toilette auf das weibliche Geschlecht bewusst ist!

Impact

Duftrichtung: balsamig blumig, ambriert mit Tabaknote

Zutaten

- 4 Tr. Bergamotte
- 2 Tr. Zitrone
- 2 Tr. Mandarine grün
- 3 Tr. Jasmin abs. 10%
- 2 Tr. Neroli
- 4 Tr. Blaue Zypresse
- 2 Tr. Patchouli
- 4 Tr. Perubalsam
- 4 Tr. Zeder
- 2 Tr. Moschuskörner
- 25 ml Weingeist

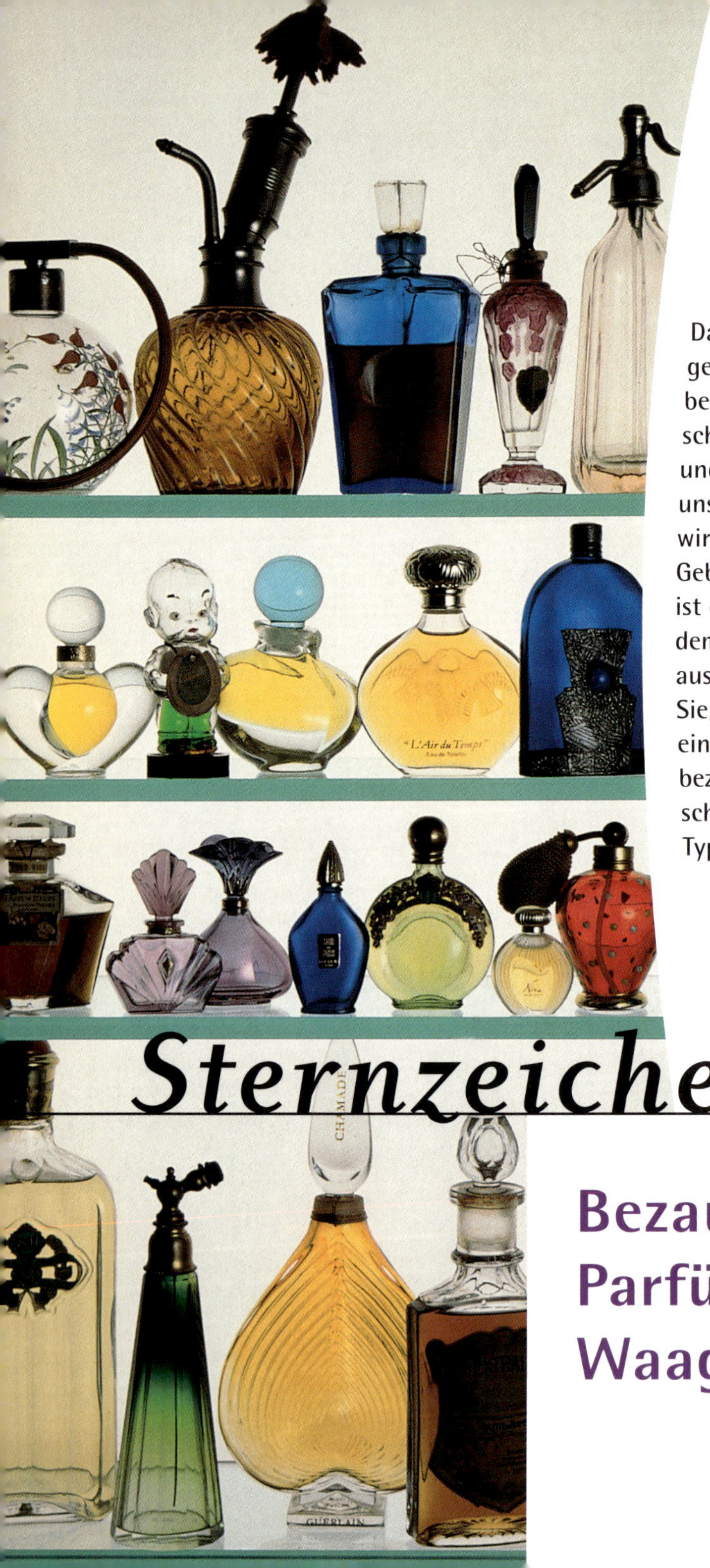

Sternzeichendüfte

Bezaubernde Parfüms für Löwe, Waage & Co

Das Sternzeichen, unter dem wir geboren sind, ordnet uns einem bestimmten Grundtypus mit verschiedenartigen Temperamenten und Charakterzügen zu. Auch unsere Auswahl ätherischer Öle wird vom Stand der Sonne im Geburtshoroskop bestimmt. Damit ist das Verfahren, den Duft nach dem Kriterium des Sternzeichens auszusuchen, eine Möglichkeit für Sie, sich schnell und gezielt für ein auf jeden Fall passendes und bezauberndes Parfüm zu entscheiden, das Ihren persönlichen Typ vorteilhaft unterstreicht.

Spezielle Duftnoten
für die 12 Sternzeichen

Für die Zubereitung aller folgenden Parfüms mischen Sie den Weingeist mit den angegebenen ätherischen Ölen. Lassen Sie die Komposition etwa drei bis vier Wochen an einem kühlen, dunklen Ort reifen, damit sich alle Duftstoffe zu einem harmonischen Ganzen verbinden können. Erst dann offenbart sich die wahre Klasse Ihrer Duftschöpfung. Sie werden jedesmal aufs Neue überrascht sein, wenn Sie an einer neuen Kreation nach der Reifeperiode das erste Mal schnuppern.

Jeder Duft verkündet eine Botschaft über seine Trägerin. Bestimmte Aromen muten eher klassisch an, andere wirken eher sportlich und dynamisch, wieder andere ausgesprochen feminin und sinnlich. Auch Ihr Sternzeichen offenbart gewisse Charakterzüge und Eigenschaften in Ihrem Wesen. Und darin liegt auch der Reiz einer Synthese von Essenzen und Astrologie: Der »Sternenduft« bringt Ihre Persönlichkeit auf unverwechselbare Art zur Geltung!

Amazone

Die impulsive, begeisterungsfähige Widder-Lady liebt einen kühnen, anregenden und warmen Duft. Sie hat starke Führungsqualitäten, die sie mitunter auch mit harten Bandagen durchsetzt. Bei Parfüms schätzt sie Zutaten mit dezent männlicher Note, die aber gleichzeitig nervenstärkend und ermutigend wirken.

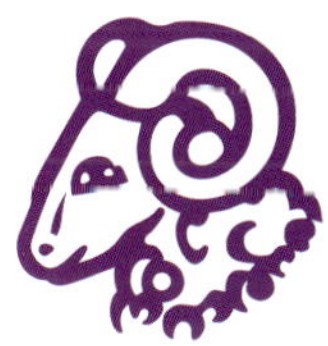

... besonders geeignet für Widder-Frauen

Zutaten

- 3 Tr. Bergamotte
- 4 Tr. Rosa damascena
- 2 Tr. Zimtrinde
- 3 Tr. Eisenkraut
- 5 ml Weingeist

Bergamotte hebt Ihre Stimmung und lässt Sie ganz Ihren Fähigkeiten vertrauen. Würziger Zimt wärmt; das klärende, frische Aroma des Echten Eisenkrauts (Zitronen-Verbena) stärkt die Nerven und ist enorm konzentrationsfördernd. Ein wahrer Powerduft!

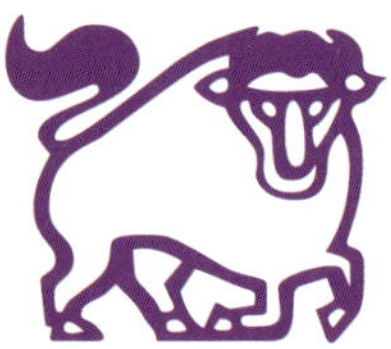

... 1000 Blumen für die Stier-Frau

Mille Fleurs

Starker Wille, der oft an Eigensinn grenzt, gepaart mit ausgeprägter Sinnlichkeit kennzeichnen die typische Stier-Frau. Besonders intensiv ist ihre Liebe zur grünen, blühenden Natur. Weibliche, florale Düfte aus intensiv duftenden Blüten werden immer wieder aufs Neue ihre Begeisterung wecken begeistern.

Zutaten

- 3 Tr. Ylang Ylang extra
- 2 Tr. Cassie (Akazienblüten abs.)
- 2 Tr. Spike-Narde
- 2 Tr. Vetiver
- 5 ml Weingeist

Das feminin wirkende Bouquet des aus gelbweißen Blüten gewonnenen Ylang-Ylang-Öls wirkt auf eine entspannende Art erotisierend. Es harmoniert hervorragend mit dem süßen, blütigen Aroma der Akazienblüten und dem bezaubernden Duft der nepalesischen Narde.

Die getrockneten Wurzeln des tropischen Khas-Khas-Grases liefern das geheimnisvoll erdig anmutende Vetiveröl, das Stress abbaut, stabilisiert und gute Laune bringt.

... bringt das Herz jeder Zwillings-Frau zum Schmelzen

Flirt

Wissensdurst und Vielseitigkeit zeichnen die Zwillings-Frau aus. Sie ist kommunikativ, nicht selten sprunghaft und etwas oberflächlich. Ihr Lieblingsparfüm hat eine leicht männliche Note, warme Untertöne gepaart mit betörend duftenden Blütenakzenten.

Zutaten

- 3 Tr. Tuberose abs.
- 1 Tr. Myrrhe
- 2 Tr. Manuka
- 2 Tr. Grüne Myrte
- 5 ml Weingeist

Den betörenden und leicht schwülstigen Blütenduft der Tuberosen halten die würzige Wärme der Myrrhe, das angenehm frische, leicht krautige Aroma der Grünen Myrte und das weiche Manuka-Teebaumöl in harmonischer Balance.

Crystal Dreams

Krebse sind besonders sensibel und gefühlvoll. Oft neigen sie allerdings zur Intoleranz. Wie sie selbst, so sollte auch ihr Parfüm einem Tagtraum gleichen. Ein phantasievoller, langhaftender Duft passt genau zur symphatischen, bezaubernden Krebs-Lady.

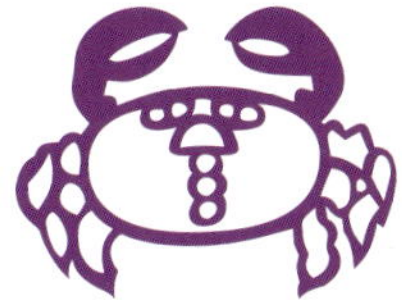

... der Traum jeder Krebs-Frau

Zutaten

- 2 Tr. Frangipani
- 1 Tr. Tuberose abs.
- 4 Tr. Jasmin abs. 10 %
- 2 Tr. Perubalsam
- 3 Tr. Vanilleextrakt
- 2 Tr. Vetiver
- 5 ml Weingeist

Der exotisch-narkotische Blütenduft der »Tempelflowers«, wie Frangipani in Ostasien genannt wird, unterstreicht das betörend-schwerblütige Aroma der weißen, nur nachts ihren Duft verströmenden Jasminblüten und Tuberosen. Süße aromatische Vanille und der balsamige Perubalsam bilden das warm-süßliche Gerüst dieses exotischen Parfüms, das zugleich aphrodisierend, antidepressiv und harmonisierend wirkt. Jede Frau wird sich mit diesem Duft wie eine Traumfrau fühlen – eine strahlende Ode an die weibliche Natur!

Fly into the Sun

Die eitle und dominante Löwin liebt warme und vitale Düfte, die ihre Attraktivität unterstreichen. Manchmal allerdings übertreibt es die Löwe-Frau mit ihrer Selbstliebe ein wenig.

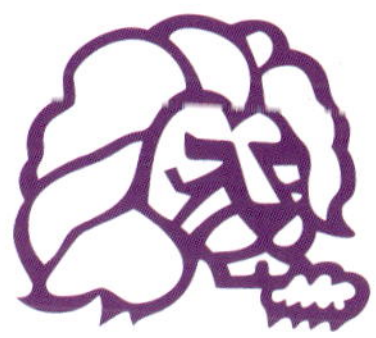

... darauf fliegt die sonnenhungrige Löwin

Zutaten

- 3 Tr. Cassie (Akazienblüten abs.)
- 2 Tr. Mimose abs.
- 4 Tr. Jasmin abs. 10 %
- 1 Tr. Nelkenblüten
- 3 Tr. Patchouli
- 5 ml Weingeist

Der honigsüße, an Rosen erinnernde Duft der gelben Mimosenblüten wird vom nussigen Aroma der Akazien noch unterstrichen. Würzige Nelkenblüten und erdig-holziger Patchouli vervollkommnen das warm-erotisierende Bouquet dieses ungewöhnlichen Parfüms.

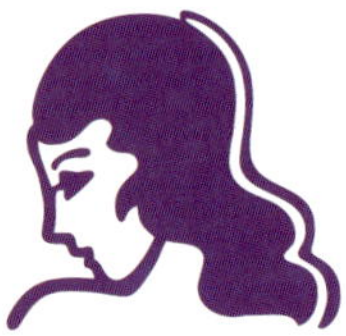

… ein fast perfekter Duft – nicht nur für Jungfrauen!

Vent Vert

Die praktische Jungfrau arbeitet nicht nur im Job methodisch und effizient; oft schießt sie mit ihrem Perfektionismus übers Ziel hinaus. Sie liebt dezente, unaufdringliche Parfüms mit leicht herb-blumiger Note. Zur introvertierten Jungfrau passen keine lauten Töne.

Zutaten

- 4 Tr. Neroli (Orangenblütenöl)
- 2 Tr. Eisenkraut (Zitronen-Verbena)
- 4 Tr. Grüne Myrte
- 2 Tr. Elemi
- 2 Tr. Petit Grain
- 5 ml Weingeist

Die sanft-liebliche Blütenkomposition aus Neroli und Eisenkraut wirkt tonisierend und nervenstärkend auf die stets besorgte Jungfrau. Exquisites Elemi inspiriert zu phantasievollem und künstlerischem Schaffen. Das unaufdringliche Aroma der Grünen Myrte rundet den durch leichte Citrusnoten geprägten Duft ab.

… wie geschaffen für die friedvolle, nach Ausgleich strebende Waage

Harmony

Die Waage-Frau liebt Geselligkeit und betätigt sich gerne künstlerisch. Zu ihr passt ein gefühlvolles Parfüm mit vielerlei Komponenten. Aromatische Hölzer bilden dabei den Fond für warme, rosigduftende Blüten – würzige Kräuter verleihen der ausgeglichenen Komposition einen besonderen Esprit.

Zutaten

- 2 Tr. Linaloe
- 2 Tr. Geranium Bourbon
- 4 Tr. Rosa damascena
- 2 Tr. Palmarosa
- 2 Tr. Moschuskörner
- 2 Tr. Rosenholz
- 5 ml Weingeist

Den ersten Eindruck des Parfüms bestimmt das frisch-fruchtige, zitronige Linaloe. Doch schon nach wenigen Minuten entführt Sie »Harmony« in einen zauberhaften Rosengarten. Ein leichter Hauch von sinnlichem Moschus und herb-blumiges Rosenholz bilden die Basis dieses zärtlichen Duftes.

Vendetta

Wagemutige Frauen lieben kühne Düfte. Die anziehende Skorpion-Frau handelt stets instinktiv, ist im besonderen Maße eifersüchtig und – sie neigt zu Grausamkeit. Hüten Sie sich also am besten vor den Rachegelüsten der oft jähzornigen Skorpion-Frau, denn ihr giftiger Stachel trifft!

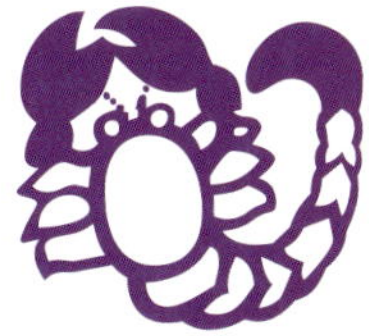

... ein leidenschaftlicher Duft für die leidenschaftliche Skorpion-Frau

Zutaten

- 1 Tr. Melisse officinalis
- 2 Tr. Mimose abs.
- 3 Tr. Narzisse abs.
- 1 Tr. Muskatnuss
- 2 Tr. Bay
- 3 Tr. Rosenholz
- 5 ml Weingeist

Ein würziges Bouquet von der Spitze bis zum Fond. »Vendetta« besticht durch kräftige Aromen. Der betörende Geruch von Narzissen und pudrig-süßen Mimosen wird umrahmt von herbem Rosenholz, einer Spur pikantem Muskat, einer Prise Tabak und einer typisch strahlend-hellen Spitze aus Melissenduft. Es handelt sich hierbei um ein furioses, intensives Parfüm, das man nicht so leicht vergisst.

Tahiti

Schützen sind enorm begeisterungsfähig, idealistisch und immer offen für neue Ideen und Abenteuer. Das ideale Parfüm für die Schütze-Frau bremst mit heiteren, ruhigen Düften ihre übermäßige, oft mit Unbesonnenheit gepaarte Vitalität.

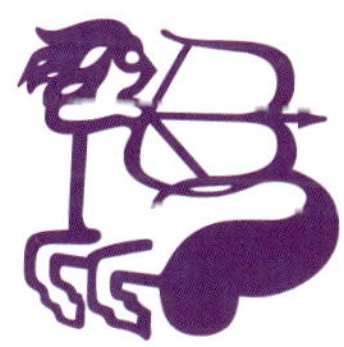

... bringt die reiselustige Schütze-Frau ins Träumen

Zutaten

- 9 Tr. Champaca abs. 10 %.
- 3 Tr. Vanilleextrakt
- 3 Tr. Bitterorange
- 2 Tr. Moschuskörner
- 5 ml Weingeist

Beruhigende Vanille und warmer Moschus bilden die heitere Basis dieses exotischen Parfüms. Die süßliche Schwere der Champacablüten, gepaart mit fruchtig-herber Bitterorange, erinnert an Träume aus Tausendundeiner Nacht. Dies ist ein verzaubernder Duft, der sogar eine Schütze-Frau für eine Weile gefangennehmen wird!

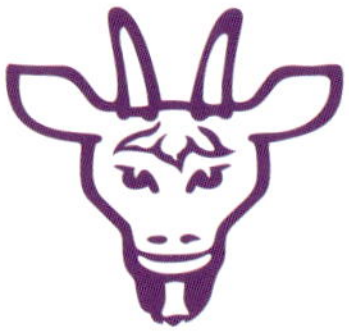

... bewirkt, dass die Steinbock-Frau sich selbst übertrifft

NRG

Steinböcke sind von Natur aus heitere Menschen, die sich fürsorglich um ihre Nächsten kümmern. Sie haben einen ausgeprägten Sinn für Ordnung und Seriosität, sind aber dennoch kreativ. Ihr Lieblingsparfüm ist frisch und energiefördernd; idealerweise enthält es Essenzen, die typische Steinbock-Schwachpunkte wie Neid und Eifersucht dämpfen.

Zutaten

- 3 Tr. Linaloe
- 3 Tr. Weihrauch (Olibanum)
- 2 Tr. Perubalsam
- 3 Tr. Sandelholz ostindisch
- 1 Tr. Nelkenblüte
- 5 ml Weingeist

Leicht süßlich und nach Agrumen duftende Linaloe ist die erste aromatische Impression des »NRG«-Parfüms. Ein durch und durch balsamiger Duft: Ätherische Öle von Weihrauch und Perubalsam bilden eine ambriert-warme Melange, die gedankenvertiefend und klärend auf den Geist wirkt und den Körper entspannt. Ein Fond aus aphrodisierendem, leicht blumig duftendem Sandelholz mit einer Spur würzigen Nelkengeruchs komplettiert diesen überaus angenehmen, nicht nur den Intellekt anregenden Duft, mit dem Sie sofort alle Sympathien auf Ihrer Seite haben.

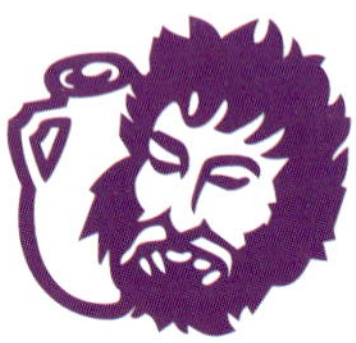

Was könnte besser zu einer Wassermann-Frau passen?

Sirene

Unabhängig waren die Wassermann-Damen schon immer. Sie sind stets offen für alles Neue und Fortschrittliche. Oft wirken Wassermänner auf Ihre Umwelt ein klein wenig zu reformerisch und revolutionär.

»Sirene«, unser Duftvorschlag für die Wassermann-Frau, ist ein lebendiger Duft mit wertvollen, anregenden Essenzen. Seine Zutaten machen neugierig auf mehr.

Zutaten

- 2 Tr. Tuberose abs.
- 5 Tr. Champaca abs. 10 %
- 2 Tr. Vetiver
- 2 Tr. Patchouli
- 5 ml Weingeist

Die wertvollen, schwerblütigen Aromen von Tuberose und Champaca tragen die süße Exotik der Tropen in sich. Sie bilden das Herz dieses Duftes, der Sie begehrenswert macht. Die Basis dieser floralen Komposition von erdiger, geheimnisvoller Tiefe bilden Vetiver und die erotische Schwüle lange gereiften Patchoulis.

Träumerei

Verständnis und Anpassungsfähigkeit gehören zu den positiven Eigenschaften der sehr emotional veranlagten Fische – solange daraus nicht selbstschädigende Opferbereitschaft wird. Die geheimnisvollen Wasserwesen neigen zu romantischen Träumereien und fühlen sich von allem Mystischen magisch angezogen. Weibliche Fische lieben ruhige, feminine Noten, die ihre Phantasie beflügeln.

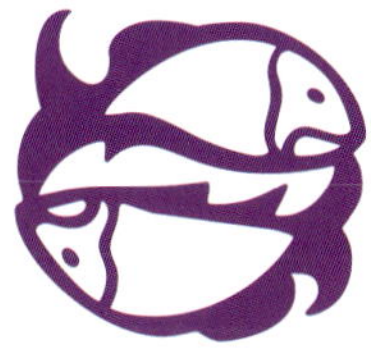

... wie geschaffen für die traumhafte Fischefrau

Zutaten

- 2 Tr. Bergamotte
- 2 Tr. Grüne Myrte
- 3 Tr. Lavendel fein
- 2 Tr. Iris concrète
- 2 Tr. Grapefruit
- 2 Tr. Ingwer
- 5 ml Weingeist

Die betörend blumige Iris bildet das Zentrum dieses femininen Parfüms. Mit ihrer hellen Frische nehmen Bergamotte und die leicht krautige Myrte viel von der betäubenden Schwere der Irisblüten. Phantasievolle Ergänzungen sind die frisch-klare Essenz des Lavendels, der aromatisch vollreife Ingwerduft und das hell-strahlend zitronige Grapefruitaroma. Durch die mit Bedacht gewählten, einander stabilisierenden Odeurs entsteht ein leichter, ungewöhnlich weiblicher Gourmetduft.

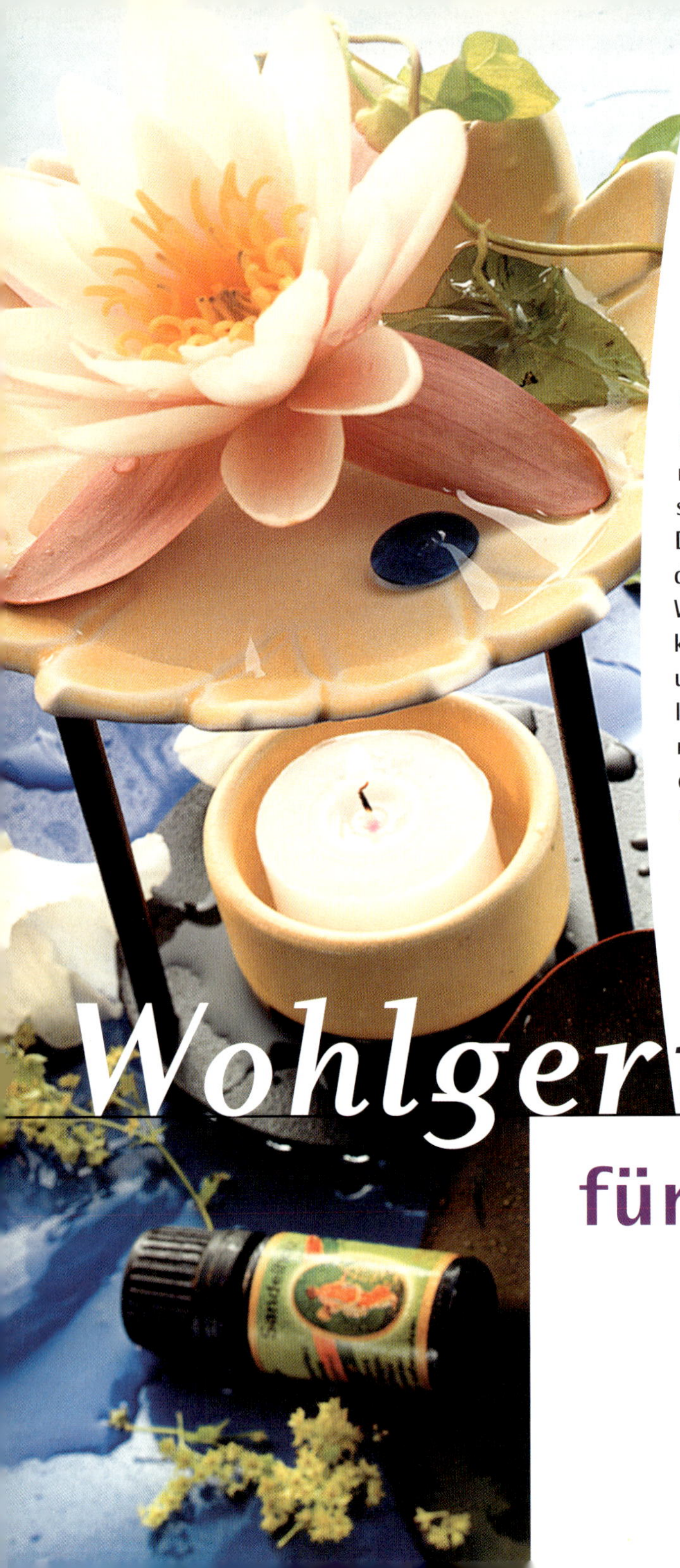

Wer kennt das nicht: Nach einem anstrengenden Arbeitstag kommt man erschöpft heim und sehnt sich nach Ruhe und Entspannung. Doch so recht gelingt es nicht, den Alltag vor der Haus- oder Wohnungstür zu lassen. Im Kopf kreisen die Ereignisse des Tages und hindern uns daran, loszulassen und abzuschalten. Da hilft nur noch ein erlesener Duft, der uns einhüllt und in das Land der Träume entführt.

Wohlgerüche

fürs Haus

Duftmischungen
für Aromalampen und Duftsteine

Für eine wirkungsvolle Raumbeduftung ist besonders wichtig, dass der Duft kontinuierlich in kleinen Dosen an die Luft abgegeben wird. Außerdem sollte Ihre Aromalampe an einem Platz stehen, der eine gleichmäßige Verteilung der ätherischen Moleküle im Raum gewährleistet. Auch sollte der beduftete Raum unbedingt gut zu lüften sein, damit sich keine zu hohen Konzentrationen bilden können!

Die meisten Aromalampen bestehen aus glasiertem oder unglasiertem Ton, manche auch aus feuerfestem Glas. Achten Sie darauf, dass die Schale stets ausreichend mit Flüssigkeit gefüllt ist; bei Betrieb ohne Wasser kann die Glasur der Schale überhitzt werden und brechen.

Lassen Sie sich umgarnen vom Duft aus der Aromalampe

Obwohl es eine ganze Reihe verschiedener Apparate gibt, um einen Raum mit ätherischen Ölen zu beduften, ist die beliebteste Methode die Aroma- oder Duftlampe. In den unteren Teil wird ein Teelicht gestellt, das eine oben aufliegende Schale erhitzt. Dieses Gefäß wird mit gefiltertem oder destilliertem Wasser gefüllt, das – je nach Rezept – bis zu zwölf Tropfen ätherischer Öle enthält. Die freigesetzte Wärme des Teelichts erwärmt allmählich die wässrige Duftmischung. Beim Verdunsten entfaltet die Essenz ihr Aroma.

Vorrichtungen mit Metallschalen sind als Aromalampen absolut ungeeignet. Metalle zerstören rasch die chemische Zusammensetzung der ätherischen Öle.

Jungle

Duftrichtung: holzig-warm

Zutaten

- 3 Tr. Pinie
- 3 Tr. Lemongrass
- 4 Tr. Grüne Myrte

Expertentipp

Volles Aroma

Wie alle Kochgeräte müssen auch Duftlampen gereinigt und vor allem regelmäßig entkalkt werden. Nur dies garantiert, dass ätherische Öle mit feinem Aroma verdunsten. Verwenden Sie hierzu einen Duftlampenreiniger aus einem bewährten Naturkosmetikladen.

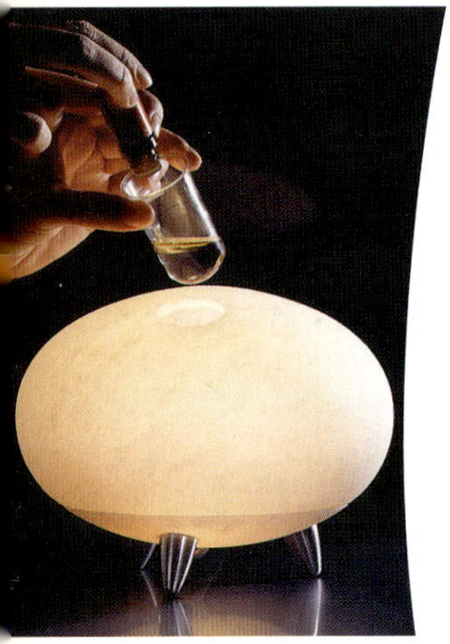

Besonders für größere Räume ideal: elektrische Aromalampe mit Glaskolben

Schnelle Beduftung durch elektrische Duftlampen

Elektrische Duftlampen werden unter der Bezeichnung »Diffuseure« angeboten. Sie sind als handliche Tischgeräte erhältlich und benötigen wenig Platz. Zur schnellen Raumaromatisierung sind sie besonders für Büros, Geschäftsräume oder Wartezimmer gut geeignet. Einige Modelle besitzen einen Ventilator, der für die rasche Ausbreitung der feinen Düfte auch in größeren Räumen sorgt. Diese Geräte verfügen über auswechselbare Duftvliese. Für jedes Rezept sollte ein eigenes Vlies vorhanden sein. Andere Duftlampen können ohne Wasser verwendet werden. Dabei wird die Wärme von einer elektrischen Heizplatte erzeugt, die durch einen geregelten Widerstand eine Überhitzung verhindert. Achten Sie hier besonders auf TÜV-geprüfte Produkte, da Modelle mit mangelhafter Verarbeitung ein beachtliches Gefahrenpotential in sich bergen. Sehr leistungsstark sind Geräte, die ätherische Öle durch Druckluft mikrofein in einem Glaskolben vernebeln. Innerhalb kürzester Zeit lassen sich damit auch große Räume gleichmäßig beduften.

Die Essenz entfaltet einen stark rosenartigen Duft, der mit dem hohen Anteil an Geraniol zusammenhängt. Geraniol ist einer der wichtigsten Bestandteile des teuren Rosenöls.

Warm Heart

Duftrichtung: blumig

Das in dieser Mischung eingesetzte keimtötende ätherische Jasminöl entspannt kritische Situationen, wirkt antidepressiv, löst psychische Verspannungen und kann bei vielen Gelegenheiten erotische Wunder vollbringen.

Zutaten

- 2 Tr. Geranium Bourbon
- 3 Tr. Lavendel
- 2 Tr. Jasmin abs.

Shangrila

Duftrichtung: balsamig-blumig

Zutaten

- 2 Tr. Palmarosa
- 2 Tr. Ylang Ylang extra
- 2 Tr. Vetiver
- 1 Tr. Benzoe Siam

Kreativ und praktisch zugleich – Duftleuchtensockel und Duftsteine

Eine raffinierte Idee ist die Verwendung eines Duftleuchtensockels. Er dient als Basis für einen Lampenschirm, den Sie nach Ihrem persönlichen Geschmack auswählen. Von Zeit zu Zeit können Sie den Wechselschirm durch einen anderen ersetzen. Er wird dabei einfach auf den Duftleuchtensockel gesteckt. Der Sockel dient zugleich als Lampe, Raumbedufter und Schirmhalter. Das ätherische Öl wird mit dem Wasser in ein Glasgefäß gegeben. Die Wärme der Glühbirne mit einer Leistung von 40 Watt verbreitet den Duft im Raum.

Darüber hinaus können Sie formschöne, selbsthaftende Duftsteine an jeder beliebigen Stelle anbringen und damit Schränke, Autos, Toiletten oder Garderoben beduften. Unterschiedliche Formen aus Keramik wie Seesterne, Herzen, Delfine, Muscheln oder Blüten lassen sich mit ätherischem Öl tränken und dekorativ im Raum plazieren.

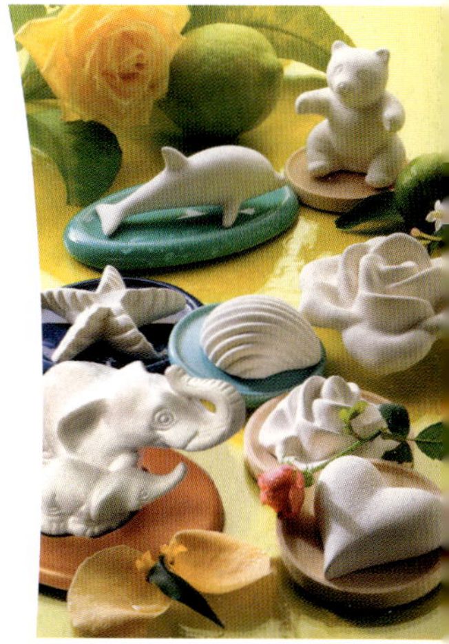

Duftsteine gibt es in vielen verschiedenen Formen und Größen.

Türkis

Duftrichtung: würzig-minzig, verbessert die Raumluft!

Zutaten

- 3 Tr. Muskatellersalbei
- 3 Tr. Krauseminze
- 6 Tr. Wacholderbeeren

Wenn Schönheit auch noch gut duftet – Duftschmuck

Eine wiederentdeckte Mode ist das Tragen von duftgefüllten Schmucksteinen oder Amuletten. Duftschmuck in Form von wertvollen Bergkristallen oder anderen Edelsteinen wird um den Hals oder als Ohrringe getragen. Die Schmuckstücke besitzen kleine Öffnungen zum Einbringen der ätherischen Düfte.

Duftschmuck ist vor allem für Menschen mit sensibler Haut eine schonende Methode, Lieblingsdüfte zu tragen. Jeder Edel- und Halbedelstein harmoniert dabei mit bestimmten ätherischen Ölen.

Selbstgemachte Erfrischungstücher

Für Reisen oder im Büro leisten beduftete Erfrischungstücher aus reiner Baumwolle wertvolle Dienste. Sie können immer wieder mit reinen ätherischen Ölen oder Pflanzenwässern (Hydrolate) getränkt und nach Bedarf in der Waschmaschine gewaschen werden.

Sandmann

Duftrichtung: blumig-süß

Wenn sich Kindern nachts vor der Dunkelheit ängstigen, sollten Sie das Kinderzimmer eine Stunde vor dem Schlafengehen mit dem »Sandmann«-Rezept beduften. Anschließend kurz lüften und die Kinder zu Bett bringen.

Zutaten

- 3 Tr. Vanilleextrakt
- 5 Tr. Mandarine
- 3 Tr. Tonkabohnenextrakt

Phase Blue

Duftrichtung: spritzig-frisch

An lauen Sommerabenden ist die Beduftung der Terrasse mit dem Insektenschreck »Phase Blue« empfehlenswert.

Das in »Phase Blue« enthaltene ätherische Citronellaöl (Zitronenkrautöl) weckt die kreativen Geister und schafft Raum für neue, spritzige Ideen und Inspirationen. Ein angenehmer Nebeneffekt dieser spritzig-frischen Komposition: Störende Insekten wie Mücken und Fliegen können durch den Duft von Zitronengrasöl den Geruch des Menschen nicht mehr wahrnehmen.

Zutaten

- 3 Tr. Citronella (Zitronenkraut)
- 1 Tr. Lavendel
- 3 Tr. Geranium Bourbon

Amazulu

Duftrichtung: spritzig-blumig, moosig

Viele Billiganbieter verzichten bei Absolues leider auf das teure und aufwendige Verfahren, die Lösungsmittel vollständig zu entfernen. Achten Sie darauf, dass das Aromaöl auf Rückstände kontrolliert ist.

Ein Chypreduft mit typischen Bestandteilen, der die Besonderheiten dieses Duftkonzepts exemplarisch zeigt. Den erdigen Duft und das animalische Moment trägt das Eichenmoosöl zusammen mit dem waldigen Anteil des Patchouli, den Citruspart übernimmt die Bergamotte, die blumige Herznote bestimmt Ylang Ylang.

Zutaten

- 2 Tr. Bergamotte
- 3 Tr. Ylang Ylang complete
- 1 Tr. Eichenmoos abs.
- 2 Tr. Patchouli

Aromatische Sachets und Blütenpotpourris

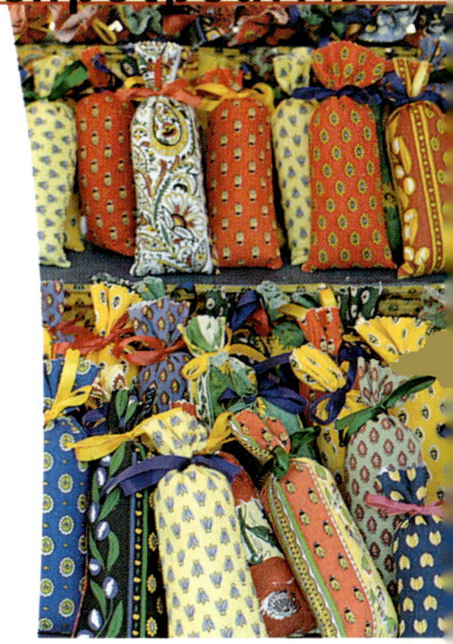

Sachets eignen sich zum Beduften von Kleiderschränken, haben sich aber auch als Einschlafhilfe bewährt.

Schon zu Großmutters Zeiten hängte man kleine Stoffbeutelchen an bunten Bändern in den Kleiderschrank oder legte sie zwischen die Wäsche. Besonders angenehm sind die mit getrockneten Kräutern, Blütenblättern und Gewürzpulvern gefüllten »Sachets« zum Einschlafen unter dem Kopfkissen.

Herstellung eines Sachetbeutels

Nähen Sie aus kleinen Stoffresten (z. B. aus Baumwolle, Leinen, Seide oder Gardinenstoff) einen kleinen Beutel mit 10 Zentimeter Breite und 13 Zentimeter Länge, den Sie nach der Füllung mit einem Band (Geschenkband, Seidenband, Kordel) zubinden. Mit etwas Geschick können Sie auch runde, eckige oder herzförmige Sachets herstellen. Lassen Sie einige Zentimeter der Naht für den Füllstoff offen. Die gefüllten Sachets heften Sie ganz zu. Wollen Sie Ihr Duftbeutelchen im Schrank aufhängen, empfiehlt es sich, ein buntes Band einzunähen.

Füllstoffrezepturen für Sachets

Alle folgenden Rezeptvorschläge ergeben jeweils 50 Gramm Gewicht für die Füllung der Sachets.

Blütentraum

Duftrichtung: fruchtig-blumig

Mit dem fruchtig-rosig duftenden Blütensachet vertreiben Sie muffige Gerüche im Nu. Edle blumige Düfte und ein Hauch warmen Zimtaromas verwöhnen Ihre Sinne.

Zutaten

- 10 g Rosenblüten rosa
- 10 g Rosenknospen dunkelrot
- 5 g Veilchenblüten
- 10 g Orangenblüten
- 10 g Malvenblüten blau
- 1 Zimtstange geschnitten

Beduften Sie diese Mischung mit folgenden ätherischen Ölen

- 3 Tr. Palmarosa
- 3 Tr. Geranium Bourbon
- 2 Tr. Neroli (Orangenblütenöl)
- 1 Tr. Zimtrinde

Natürliche Potpourris aus getrockneten Blüten, Blättern und Gewürzen, in einer dekorativen Schale aufgestellt und ab und zu mit ätherischen Ölen beduftet, machen jede dunkle Ecke zum Blickfang und parfümieren dezent die Raumluft.

A la Provence

Duftrichtung: würzig-blumig

Eine würzig-blumige Mischung, bei der Sie sich unwillkürlich in die traumhafte sonnige Provence versetzt fühlen.

Zutaten

- 10 g Verbenablätter
- 10 g Akazienblüten
- 15 g Lavendelblüten
- 5 g Muskatblüten
- 10 g Kräuter der Provence

Parfümieren Sie die Mischung »à la Provence« mit den ätherischen Ölen

- 3 Tr. Eisenkraut
- 3 Tr. Lavendel
- 2 Tr. Cassie (Akazienblüten abs.)

Airsprays

Airsprays unterstützen bei Selbstfindung und Innehalten, indem sie uns auf inspirierende Schwingungen und Impulse einstimmen.

Airsprays sind eine wunderbar unkomplizierte und schnelle Methode, naturreine Düfte im Raum oder in der näheren Umgebung zu verbreiten. Die Atmosphäre wird schnell gereinigt, der Duft lässt sich kontrolliert dosieren und Sie schaffen angenehmes Wohnklima sowie erfrischenden Duft in überfüllten Räumen, Büros, im Auto oder auf Reisen.

Sprayflaschen aus dunklem Glas, die eine integrierte Pumpspray-Vorrichtung besitzen, werden mit 50 ml Fassungsvermögen in Naturkosmetikläden gebrauchsfertig angeboten.

Herstellung eines Aroma-Raumsprays

Die ätherischen Öle werden in einem kleinen Glasbecher mit 90-prozentigem Weingeist gut vermischt. Sind Sie mit dem Duft zufrieden, wird die Mischung in die Sprayflasche gefüllt. Mit einem kleinen Schuss destillierten Wassers wird das Mischgefäß gut ausgespült, anschließend das Wasser ebenfalls in die Sprayflasche füllen. Zum Schluss wird das Spray mit gereinigtem bzw. destilliertem Wasser bis zur 50-Milliliter-Marke aufgefüllt. Auf Wunsch können erfahrene Duftmischer die Komposition nach eigenem Ermessen leicht verändern. Notieren Sie sich jede Variation eines Rezepts immer in einem Laborbuch!

Dharmadeep

Duftrichtung: kühl, würzig-herb

Ein ideales Airspray für Meditationsräume und für kreative Aufgaben. Es besitzt einen geistig klärenden Effekt, hilft Missverständnisse auszuräumen und schafft eine reine Atmosphäre.

Zutaten

- 12 Tr. Kiefernnadel
- 16 Tr. Rhododendron
- 10 Tr. Bergamotte
- 12 Tr. Zitrone
- 12 ml Weingeist
- 35 ml Wasser (destilliert)

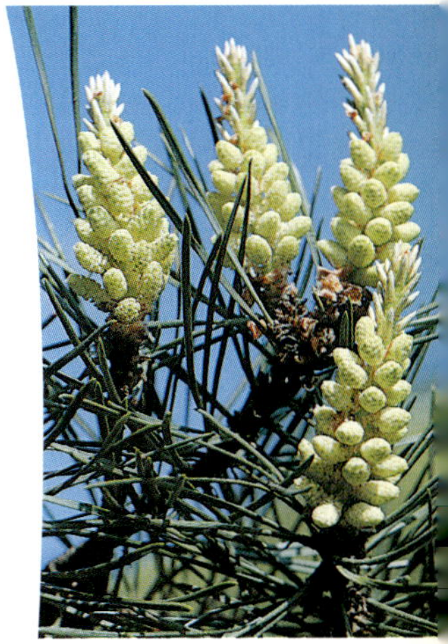

Der Duft von Kiefernnadeln bringt einen frischen Akzent in Konferenzräume.

Alpenglühen

Duftrichtung: frisch-herb

Dieses Spray aus einem Nadelwald-Potpourri verbessert die Raumluft enorm. Es stärkt dank seiner Terpene unsere Abwehrkräfte und reguliert den Hormonhaushalt des Organismus.

Zutaten

- 10 Tr. Blaue Zypresse
- 12 Tr. Zirbelkiefer
- 12 Tr. Pinie
- 8 Tr. Kiefernnadel
- 12 Tr. Eukalyptus citriodora
- 12 ml Weingeist
- 35 ml Wasser (destilliert)

Feng Shui Meditation

Duftrichtung: blumig-fruchtig

Ein erheiterndes, luftverbesserndes, besonders erfrischendes und nervenstärkendes Spray. Es ist uralten Feng-Shui-Gesichtspunkten nachempfunden, die sich im Fernen Osten seit langem als meditationsunterstützende Maßnahme bewährt haben.

Mit Raumdüften wie »Dharmadeep« oder »Feng Shui« verwandelt sich Ihr Zuhause nach einem anstrengenden Arbeitstag in eine Oase der Entspannung.

Zutaten

- 7 Tr. Bitterorange
- 9 Tr. Petit Grain
- 5 Tr. Palmarosa
- 12 Tr. Rosenholz
- 9 Tr. Blutorange
- 8 Tr. Orange
- 12 ml Weingeist
- 35 ml Wasser (destilliert)

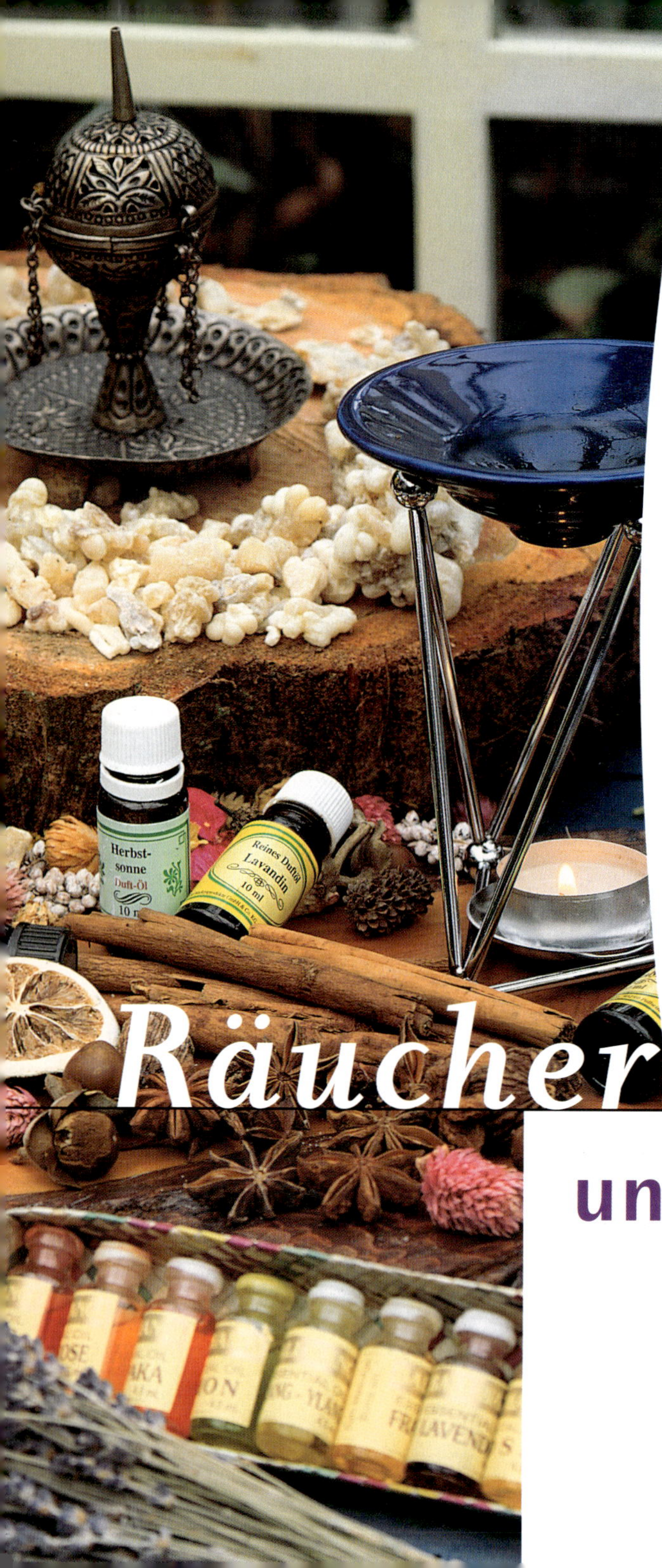

Räucherstäbchen und Rauchkegel in verschiedenen Geschmacksrichtungen sind weit verbreitet. Weniger bekannt ist jedoch, dass man sich mit noch viel mehr Duftrichtungen verwöhnen kann, indem man Räucherwerk individuell aus Pulvern, ätherischen Ölen, Harzen und zerkleinerten Hölzern selbst zusammenstellt und auf eigens dafür vorgesehener Räucherkohle genießt.

Räucherwerke

und Dhoops

Was Sie über Räucherungen wissen sollten

Für Räucherungen verwenden Sie am besten spezielle Räucherkohle, die es in Zehnerrollen mit einem Durchmesser von drei und vier Zentimetern zu kaufen gibt. In einer stabilen Keramikschale wird die Kohle in Räucher- oder Vogelsand gebettet und entzündet. Glüht die Räucherkohle von allein, werden die Duftmischungen darauf gegeben.

Welche Hölzer und Wurzeln eignen sich für Räucherungen?

Rinde und Holz von fast jedem edlen Baum können im Prinzip für Räucherungen verwendet werden. Der große Vorteil beim Holzräuchern ist der milde Rauch. Harz brennt demgegenüber unter deutlich schärferer und beißender Rauchentwicklung ab. Räucherpulver aus gemahlenem Sandelholz eignet sich besonders gut für Meditationen, Zeremonien und Gebetsrituale. In Räucherstäbchen oder Rauchkegeln ist Sandelholzpulver ein wichtiger Bestandteil, aber auch in vielen Harzmischungen wird es als feine Zusatznote geschätzt.

Achten Sie darauf, dass fertig im Handel erhältliche Räucherpulver nicht selten Streckmittel wie billiges Sägemehl enthalten. Manche sind auch mit synthetischen Duftölen parfümiert; diese können bei der Räucherung oft unerwünschte oder gefährliche Nebenprodukte erzeugen, die unter Umständen sogar krebserregend sind.

Welche Pulvermischungen sind geeignet?

Meistens bestehen getrocknete Pulvermischungen aus fein oder grob zerkleinerten Blättern, Blüten, Wurzeln und Hölzern. Wer noch nicht viel Übung im Zusammenstellen von Pulvermischungen besitzt, sollte anfangs immer zwei verschiedene Teile einer Pflanze verwenden. Dies bewirkt einen runderen und angenehmeren Duft.

Ätherische Öle wirken Wunder

Sie können auch direkt mit ätherischen Ölen eine Räucherzeremonie durchführen. Da sie leicht brennbar sind, dürfen ätherische Öle aus Sicherheitsgründen nur mit einer Pipette auf die glühende Holzkohle geträufelt werden. Leider rauchen Öle nur recht kurz, weshalb feste pflanzliche Stoffe wie Harze, getrocknetes Holz, Kräuter oder Blüten meist besser geeignet sind. Vielfach wird auch das Holzpulver von Sandel- oder Zedernholz getränkt mit ätherischen Ölen für Räucherzeremonien verwendet. Jedoch absolut ungeeignet für Räucherungen sind Citrusöle jeder Art!<

Denken Sie außerdem daran, nach jeder Räucherung ausreichend zu lüften, andernfalls besteht akute Erstickungsgefahr!

In regelmäßigen Abständen wird die Pulvermischung in kleinen Dosen auf die glühende Kohle gestreut. Aber haben Sie bitte unbedingt so viel Geduld abzuwarten, bis der Rauch vollkommen verqualmt ist, bevor Sie den Räuchervorgang nach einiger Zeit wiederholen. Reine Kräuter – ohne Hölzer – rauchen meist stechend, schärfer und beißender. Mischen Sie deshalb ein mildes Holzpulver bei. Gut geeignet sind dafür Zedern-, Kiefern- oder Sandelhölzer.

Verwöhnen Sie sich mit einer Dhoop-Zubereitung

Alle Zutaten sollten mit Raspel, Stößel oder passenden Küchengeräten in möglichst kleine Stücke zerteilt und gut miteinander vermengt werden. Bewahren Sie die Mischung für rund acht Wochen gut verschlossen in einem dunklen, trockenen und möglichst kühlen Raum auf. Danach werden sich die Bestandteile während der Räucherung zu einem perfekten Duftarrangement vereinen. Streuen Sie die Inhaltsstoffe dazu immer nur in kleinen Prisen auf die glühende Holzkohle! Wenn eine Substanz zu flüssig ist, lässt sie sich leicht mit einigen Prisen Sandelholzpulver verfestigen.

Rezepte zum Ausprobieren

Für alle Räucherrezepturen gilt: Ist nicht ausdrücklich von ätherischem Öl die Rede, sind immer getrocknete Pflanzenteile gemeint!

Wenn Sie eine selbstkomponierte Räuchermischung herstellen, sollte sie für mehrere Anwendungen ausreichen. Auf Zutaten, die sich nur schwer auftreiben lassen oder sehr teuer sind, können Sie ruhig verzichten. Mit etwas Geschick lassen sich diese auch durch ähnliche Substanzen ersetzen.

Soothing Smooth

Dieser Duft eignet sich zur Reinigung von Konferenzräumen oder Zimmern, in denen häufig heiße Konflikte ausgetragen werden. Dazu tragen besonders Nelken bei.

Zutaten

- 1 TL Sandelholzpulver
- 1 TL Kostuswurzel
- 1 TL Gewürznelken
- 1 Pr. Kampferkristalle

1. Alle Zutaten werden zerkleinert und sorgfältig vermischt.
2. Prisenweise auf die glühende Räucherkohle streuen.

Rosa Rauch

Zutaten

- 1 TL Rosenblüten
- 1 TL Sandelholzpulver
- 1 TL Patchouliblätter
- 1 TL Lavendelblüten
- 1 Pr. Thuja

Holy Smoker

Zutaten

- 3 TL Weihrauch (Olibanum)
- 1 TL Myrrhe
- ½ TL Koriander
- 1 TL Grüne Myrte
- 3 Pr. Kampfer
- 5 Tr. Ätherisches Rosa-damascena-Öl
- 1 TL Nelkenblüten

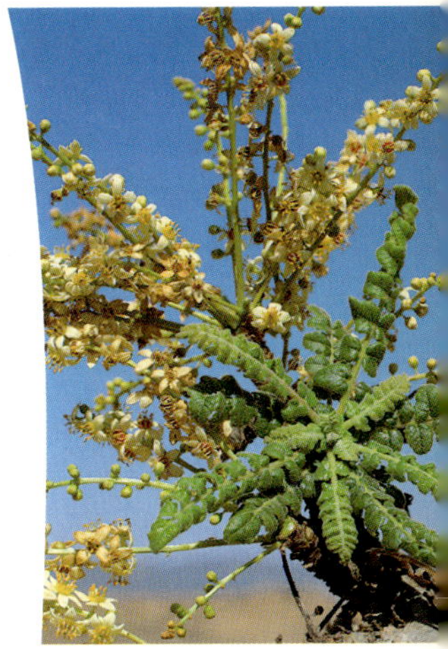

Weihrauch ist ein beliebter Bestandteil würziger Harznoten.

Tatanka

Zutaten

- 1 TL Weihrauch
- ½ TL Myrrhe
- 1 TL Styraxharz
- 2 TL Sandelholzpulver
- 1 TL Kiefernharz
- 3 Pr. Nelkenpulver

Für den Anfänger gibt es auch fertige Mischungen im Handel, die allerdings beträchtliche Qualitätsunterschiede aufweisen. Achten Sie auf vertrauenswürdige Hersteller und Importeure (siehe Bezugsquellen Seite 63)!

Fallen Angels

Zutaten

- 1 TL Kalmuswurzel
- 1 TL Zimtpulver
- 2 TL Sandelholz
- 1 TL Thymian
- 1 TL Weihrauch
- 1 TL Myrrhe
- 1 TL Rosinen zerstoßen
- 1–2 TL Rotwein

Die Liste von Rezepten und Anwendungsmöglichkeiten lässt sich beliebig erweitern. Mit etwas Intuition sollten Sie bald in der Lage sein, eigene raffinierte Mischungen aus Ihren Lieblingsdüften zusammenzustellen!

Ätherische Öle

Die Duftintensität ätherischer Öle

Ätherische Öle haben einen unterschiedlich intensiven Duft. Dies sollten Sie bei der Komposition eigener Parfüms unbedingt berücksichtigen (siehe auch Seite 57ff.).

Stark duftende Öle

Basilikum, Eukalyptus, Immortelle, Jasmin, Kamille blau, Mimose, Nelke, Neroli, Pfefferminze, Vanille, Weihrauch, Ylang Ylang.

Öle mittlerer Intensität

Anis, Cajeput, Geranium Bourbon, Benzoe Siam, Citronella, Eichenmoos, Eisenkraut, Fenchel, Kamille römisch, Kampfer, Karottensamen, Lavendel, Lemongrass, Muskateller Salbei, Orange, Patchouli, Rosenholz, Salbei, Sandelholz, Thymian.

Leichte Öle

Bergamotte, Cypresse, Fichte, Grapefruit, Majoran, Mandarine, Melisse, Muskat, Myrrhe, Nelkenblüte, Petit Grain, Teatree, Wacholder, Zeder, Zimt, Zirbelkiefer, Zitrone.

Der Dreiklang eines Parfüms

Jedes Parfüm ist auf demselben Schema aufgebaut. Es besteht aus Basis-, Herz- und Kopfnoten. Zu welcher Gruppe ein ätherisches Öl gehört, hängt mit dem Verdunstungswert des Duftes zusammen. Beim Erstellen eines Parfümrezeptes beginnen Sie am besten mit den Basisnoten, die den Duft tragen und am längsten – bis zu etwa einer Woche – zu riechen sind. Auf diesen Grundkomplex können Sie dann die Herznote (Verdunstungszeit bis zu zwei Tagen) des Parfüms aufbauen, die den Basisakkord mit der Kopfnote verbindet. Letztere besteht aus den kurzlebigen Topnoten, die den ersten Eindruck Ihrer Komposition ausmachen. Kopfnoten sind immer spritzig und kurzlebig, da sie schnell verfliegen und nach einem Tag nicht mehr wahrzunehmen sind.

Basisnoten

Asant, Bay, Benzoe, Elemi, Eichenmoos, Ingwer, Mastixstrauch, Muskateller Salbei, Moschuskörner, Myrrhe, Nelke,

Patchouli, Perubalsam, Tonkabohne, Sandelholz, Styrax, Vanille, Vetiver, Weihrauch, Zeder.

Herznoten

Anis, Cajeput, Champaca, Cypresse, Eisenkraut, Fenchel, Honig, Immortelle, Iris, Jasmin, Karotte, Kiefer, Lavendel, Lemongrass, Linaloe, Muskatblüte, Mandarine, Mimose, Orange, Rose, Petit Grain, Pfefferminze, Pfeffer, Salbei, Tuberose, Ylang Ylang, Ysop.

Kopfnoten

Bergamotte, Blutorange, Cananga, Cistrose, Clementine, Eukalyptus, Gingergras, Grapefruit, Immortelle, Kamille, Limette, Melisse, Minze, Myrte, Palmarosa, Rosmarin, Zitrone.

Welches Öl passt wozu?

Name des Öls	Typischer Duft	Gut kombinierbar mit
Akazienblüte	süß-blumig, nussig	Blütenöle, Bergamotte, Ylang Ylang, Sandelholz
Anis	warm, süß, nach Fenchel	Koriander, Zimt, Bergamotte
Basilikum	würzig, frisch, grün	Zitrone, Lavendel, Lemongrass, Litsea Cubeba, Eichenmoos, Myrte, Rosmarin
Bay	herb-männlich, würzig, pfeffrig	Nelkenton, Benzoe, Ingwer, Zimt, Zeder, Orange
Benzoe Siam	süßlich, balsamisch, warm, karamellartig, vanillig	Rose, Jasmin, Champaca, Vetiver, Frangipani, Geranium
Bergamotte	grün-fruchtig, lebhaft, klar, leicht süß	fast alle Düfte
Blutorange	frisch-fruchtig, süß, gehaltvoll	fast alle ätherischen Öle
Cajeput	frisch, kühl, pfeffrig, Eukalyptuston	Rosmarin, Zypresse, Tanne, Kampfer, Wacholder
Cardamom	scharf, befreiend, scharf, warm-würzig, aromatisch, balsamisch-blumiger Unterton	Anis, Orange, Ingwer, Neroli, Zeder, Koriander, Ylang Ylang, Spikenarde (auch Spiknarde), Weihrauch

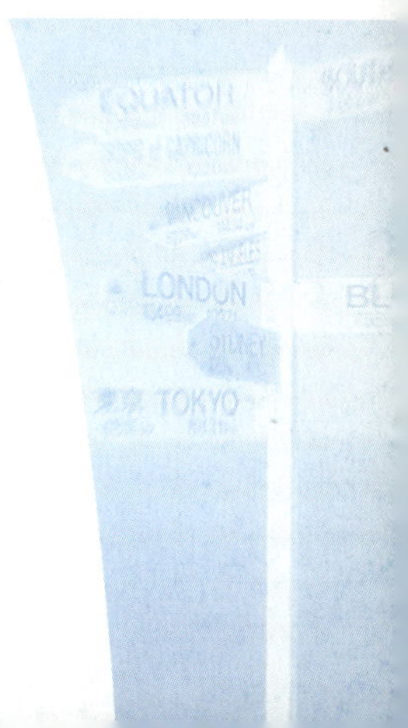

Ätherische Öle

Name des Öls	Typischer Duft	Gut kombinierbar mit
Champaca	exotisch-schwer, blütig, voll	Blütenöle, Sandelholz, Rosenholz, Zypresse, Vetiver
Cistrose	warm, kraftvoll, aromatisch	Rose, Melisse, Weihrauch, Myrrhe, Pachouli, Eichenmoos
Citronella	zitronig-balsamig, frisch, grasartig, blumig	Eisenkraut, Melisse, Zeder, Koniferen, Geranium, Lavendel
Eichenmoos	waldig, rauchig, moosig-erdig	Koniferen, Citrusöle, Patchouli, Vetiver
Eisenkraut	frisch, hell, zitronig	Palmarosa, Neroli, Lemongrass, Citrusöle
Elemi	harzig, leicht zitronig, süß, frisch	Weihrauch, Sandelholz, Myrrhe, Benzoe, Blütenöle
Estragon	aromatisch, anisartig, würzig	Limette, Zitrone, Rosmarin
Eukalyptus	frisch, kühl, klar	Myrte, Pfefferminze, Zitrone, Rosmarin, Thymian
Eukalyptus citriodora	zitronig, frisch, blumig, mild eukalyptusartig	Minze, Zeder, Geranium Bourbon, Citronella, Lavendel
Fenchel	anisartig, süß	Lavendel, Kamille, Cardamom, Nelke, Orange, Ingwer
Fichte	balsamig, waldig, würzig	Zeder, Lavendel, Citrusöle, Patchouli, Benzoe Siam, Myrte
Frangipani	exotisch, schwer-blütig, tropisch	Jasmin, Rose, Rosenholz, Citrusöle
Galbanum	warm, würzig, grün, balsamig, laubartig	Blütenöle, Sandelholz, Kamille, Fenchel
Geranium Bourbon	warm, blumig, rosig	Rose, Sandelholz, Vanille, Patchouli, Champaca, Lavendel, Bergamotte, Nelke
Grapefruit	hell, frisch, bitter, angenehm	Citrusessenzen, Honig, Minzen, Ylang Ylang, Tonkabohne, Rosenholz, Jasmin, Eichenmoos
Honig	warm, süß, wachsartig, würzig	Orange, Mandarine, Zimt, Nelke, Narzisse, Rose, Tuberose, Mimose

Name des Öls	Typischer Duft	Gut kombinierbar mit
Immortelle	honigartig, warm, delikat, krautig	Lavendel, Cistrose, Melisse, Litsea Cubeba, Kamille römisch, Bergamotte
Ingwer	feurig, stark würzig, scharf-süßlich, aromatisch	Nelke, Citrusöle, Wacholder, Cardamom, Koriander, Neroli, Schwarzer Pfeffer, Cypresse, Zeder, Sandelholz
Iris	veilchenartig, erdig, Holzton, pudrig, strahlend, herb, fein-blumig	alle Blütenöle, Lavendel, Sandelholz
Jasmin	blumig, sinnlich, betörend, schwer, exotisch, bitter-süß	Gewürzöle, Champaca, Neroli, Geranium, Sandelholz, Veilchen, Ylang Ylang, Zimt, Rosenholz, Kamille, Rose, alle Citrusöle, Zypresse
Kamille blau	warm, krautig, intensiv, pfeffrig, umhüllend	Rose, Lavendel, Teatree, Cajeput, Cardamom, Geranium, Sandelholz
Kamille römisch	fein-blumig, leicht krautig, scharf, frisch mit Heunote, leicht süß	Bergamotte, Myrte, Muskateller Salbei, Rose
Kampfer	leicht medizinisch, klar, frisch, befreiend	Salbei, Koniferenöle, Rosmarin, Weihrauch, Wacholder, Myrte
Karottensamen	warm, erdig, aromatisch, krautig	Citrusöle, Gewürzöle, Geranium, Rose, Fenchel, Zeder
Kiefer	frisch, harzig, waldig, kühl	Myrte, Sandelholz, Koniferenöle, Neroli, Wacholder, Vetiver, Zeder, Citronella, Rosenholz, Eichenmoos
Koriander	würzig-warm, blumige Beinote, frisch-zitronig	Muskateller Salbei, Fenchel, Anis, Rose, Jasmin, Citrusöle
Lavendel	frisch, krautig, luftig, klar, leicht süßlich-blumig	insbesondere Citrusöle, alle Öle
Lemongras	zitronig, kühl, frisch, kraftvoll	Bergamotte, Myrte, Geranium, Ysop, Kiefer, Rosenholz, Limette, Lavendel, Koniferenöle

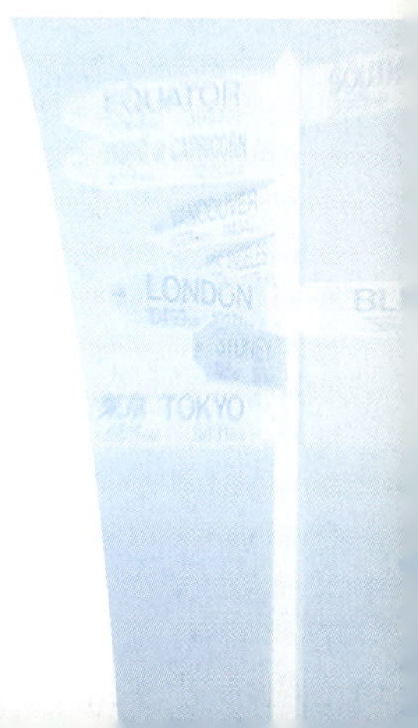

Ätherische Öle

Name des Öls	Typischer Duft	Gut kombinierbar mit
Limette	strahlend, spritzig, süß, vollreif, zitronig, spritzig, exotisch frisch	alle Öle
Linaloe	holzig fein, rosig, süß, blumig	Frangipani, Champaca, Geranium, Zimt, Rose, Lavendel
Litsea Cubeba	frisch zitronig, hell, komplex, exotisch, harmonisch	Citrus-, Koniferen- und Blütenöle
Mandarine	lebendig, frisch fruchtig, warm, süß	Jasmin, Benzoe Siam, Honig, Kakao, Patchouli, Weihrauch, Petit Grain, Zimt, Vanille, Tonkabohne, Zypresse, Rosenholz, Geranium, Citrusöle
Melisse	blumig, intensiv, zitronig	Römische Kamille, Neroli, Lavendel, Rose
Mimose	lieblich, zartblumig, Honignote, weich, warm, rosig	Champaca, Neroli, Rosenholz, Sandelholz, Honig, Geranium
Moschuskörner	schwer, erotisch, leicht süß, Branntweinnote	alle Blütenöle, Zitrone, Tonkabohne, Sandelholz, Bergamotte, Koriander, Vetiver, Benzoe Siam, Honig, Muskatellersalbei
Muskatnuss	kräftig, pfeffrig, scharf, würzig, aromatisch, leicht bitter	Zimt, Bay, Lavendel, Perubalsam, Ingwer, Orange, Petit Grain, Pfeffer
Myrrhe	bitter-süß, geheimnisvoll, exotisch, würzig	Styrax, Weihrauch, Orange, Tangerine, Tonkabohne, Rose, Zypresse, Geranium, Moschuskörner, Kiefer, Patchouli, schwere Blütenöle
Myrte	krautig-balsamisch, leicht pfeffrig, würzig, leicht, frisch	Citrusöle, Jasmin, Sandelholz, Teatree, Spikenarde, Cajeput, Muskatellersalbei, Bergamotte, Koniferenöle
Narzisse	Heunote, blumig, honigartig, betörend, kräftig, würzig	Jasmin, Honig, Geranium, Grapefruit, Zitrone, Neroli, Ingwer
Nelkenblüten	warm-würzig, trocken, typisch, süß	alle Gewürz- und Citrusöle

Name des Öls	Typischer Duft	Gut kombinierbar mit
Neroli	zartblumig, frisch süß, intensiv, lieblich	Benzoe Siam, Citrusöle, Kardamom, Rose, Lavendel, Immortelle, Zypresse, Petit Grain, Tuberose, Champaca
Orange	fruchtig, warm, süß	alle Öle
Palmarosa	rosig, feinblumig, grasig, grün	Rose, Kamille, Sandelholz, Eisenkraut, Citrusöle, Champaca, Myrte, Rosenholz, Eichenmoos, Melisse
Patchouli	erdig, exotisch, leicht modrig, waldig-rauchig, süßlich	Ylang Ylang, Rose, Tuberose, Moschuskörner, Citrusöle, Zimt, Tonkabohne, Neroli, Champaca, Jasmin
Petit Grain	luftig, herb-frisch, zitronig, aromatisch, leicht bitter	alle Citrusöle, Champaca, Rosenholz, Neroli, Palmarosa, Cistrose, Jasmin, Spikenarde
Pfeffer schwarz	intensiv würzig, leicht krautig, warm	Nelke, Lorbeer, Bay, Weihrauch, Orange, Zypresse, Ingwer, Basilikum, Rose, Sandelholz, Anis
Rose	blumig, süßlich, lieblich, würzig, reif, tief, schwer	fast alle Öle
Rosenholz	blumig-rosig, holzig, frisch, süß-würzig, warm	alle Öle, vor allem Blütenöle
Sandelholz ostindisch	balsamig, warm, holzig, exotisch, süßlich	Blütenöle, Weihrauch, Patchouli, Moschuskörner, Nelke, Zeder, Eichenmoos, Myrrhe
Spikenarde (Narde indisch)	süß, kräftig, voll, würzig, warm-erdig, Baldriannote	Champaca, Geranium, Patchouli, Zeder, Weihrauch, Myrrhe, Myrte, Rhododendron, Kiefer, Vetiver, Kardamom, Eichenmoos, Schafgabe, Cajeput
Tonkabohne	intensiv süß, mit Mandelnote, exotisch-warm	Blütenöle, Sandelholz, Vetiver, Orange

Service Ätherische Öle

Name des Öls	Typischer Duft	Gut kombinierbar mit
Tuberose	schwer-blütig, betörend, köstlich-süß, exotisch, angenehm weiblich	Opopanax, Patchouli, Rosenholz, Blütenöle, Sandelholz, Citrusöle
Vanille	warm, süß, balsamig, intensiv	Blütenöle, Tonkabohne, Honig, Bitterorange, Bergamotte, Rose, Vetiver, Sandelholz, Gewürzöle, Opopanax
Veichenblätter	satte Grün- und Laubnote, leicht blumig, betäubend	Iris, Tuberose, Narzisse, Champaca, Rose, Muskatellersalbei, Estragon, Basilikum
Vetiver	schwer, dunkel, wurzelig, tief, balsamisch, erdig, holzig, warm, waldig-exotisch	Ylang Ylang, Sandelholz, Oud, Orange, Tuberose, Patchouli, Eichenmoos, Geranium, Lavendel, Zimt, Jasmin, Tonkabohne, Cardamom
Weihrauch	balsamisch, würzig, süß, sakral, harzig	Myrrhe, Myrte, Zeder, Cistrose, Champaca, Citrus- und Koniferenöle, Veilchen, Zimt, Rose, Moschuskörner, Neroli, Vetiver
Ylang Ylang	schwer-blütig, sinnlich, süss-exotisch, orientalisch	Rosenholz, Vetiver, Citrusöle, Tuberose, Jasmin, Tonkabohne, Geranium, Zeder, Rose, Sandelholz
Zeder	balsamig-holzig, warm, männlich, weich, rund	alle Öle
Zimtrinde	stark-würzig, warm, armotisch, kräftig	Citrus- und Gewürzöle
Zirbelkiefer	frisch, holzig, waldig, fruchtig, süsslich, grün, herb	Citrus- und Koniferenöle, Litsea Cubeba, Minze, Lemongrass
Zitrone	strahlend, frisch, spritzig, klar	Citrus- und Koniferenöle, Cypresse, Lavendel, Spikenarde, Elemi, Petit Grain, Neroli, Minze, Myrrthe, Thymian, Wacholder
Zypresse	herb, klar, holzig, harzig	Citrusöle, Patchouli, Zeder, Wacholder

Service Bezugsquellen

- **AVEDA – The Art Of Pure Flower And Plant Essences**
  Naturkosmetik mit ätherischen Ölen aus USA
  www.aveda.com

- **Duft und Schönheit**
  Sendlinger Straße 46
  80331 München
  Tel: (089) 2 60 82 59
  www.duft-und-schoenheit.de

- **Essence by Kasparides**
  Claudia Kasparides
  Hechelwiesenweg 39
  86919 Utting am Ammersee
  www.essence.de

- **Primavera-Life GmbH**
  Am Fichtenholz 5
  87477 Sulzberg
  Tel: (08376) 808-0
  Fax: (08376) 808-39
  www.primavera-life.de
  Email: info@primavera-life.de

- **Spinnrad GmbH**
  Am Bugapark 3
  45899 Gelsenkirchen
  Kostenlose Hotline
  (0800) 7 74 66 72
  www.spinnrad.de
  Internet-Homepage:
  www.DUEFTE.de
  Kompetente Beratung zum Thema ätherische Öle:
  Marcel Boese
  Tel: (0209) 17000-0
  Fax: (0209) 17000-40

- **Omikron-Versand**
  74382 Neckarwestheim
  E-Mail: naturhaus@t-online.de
  www.omikron-online.de

- **Schnupperwochenende in Grasse**
  Parfümseminare beim französischen Traditions-Parfümhaus Galimard
  Le Studio des Fragrances
  Route de Pégomas
  F-06332 Grasse
  Tel. +33 4 93 09 20 00
  Fax +33 4 93 70 36 22
  galimard@galimard.com

- **»Parfüms und Düfte« im Internet**
  Besuchen Sie die Autorin Ingrid Sitte-Nadler auf ihrer Website:
  www.sweetsmell.de
  Rat und Hilfe beim »Parfümdesign«, Dufttrends, Typberatung und maßgeschneiderte Duftformeln

Register/Impressum

Wichtiger Hinweis
Die im Buch veröffentlichten Ratschläge wurden mit größter Sorgfalt von Verfasserin und Verlag erarbeitet und geprüft. Eine Garantie kann jedoch nicht übernommen werden. Ebenso ist eine Haftung der Verfasserin bzw. des Verlages und seiner Beauftragten für Personen-, Sach- oder Vermögensschäden ausgeschlossen.

Bildnachweis
Umschlagfoto: Reinhard Tierfoto
Bavaria/Campiglio S. 12/Studio v. Salomon S. 21/VCL S. 28, 36; dpa S. 34; Eyework S. 6; gettyone Stone/ C. Craymer S. 2; Heinz Hirz S. 49; Silvia Lammertz S. 8; Mauritius/ Mahrholz S. 33; Primavera S. 20, 44, 46, 47; Reinhard Tierfoto S. 4, 15, 17, 19, 22, 26, 31, 51, 52, 55.

Impressum
Midena Verlag, München

Projektleitung: Franz Leipold
Herstellung: Gabriele Schnitzlein
Lektorat: Dr. Sabine Werner-Birkenbach
Bildredaktion: Sylvie Busche
Umschlagkonzeption: Hovedkvarteret, Kopenhagen
Gesamtlayout: Hovedkvarteret, Kopenhagen, H3A GmbH und Hubert Mediendesign, München
Satz: H3A GmbH, München
Reproduktion: Fotolito, Longo
Printed in Italy

ISBN 3-310-00609-3